KB108011

면역력을 높이는 식생활

몸속 최고의 의사, 면역 이야기 • 03

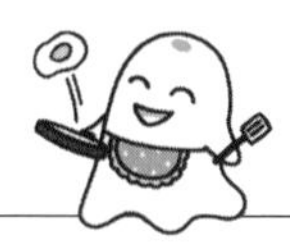

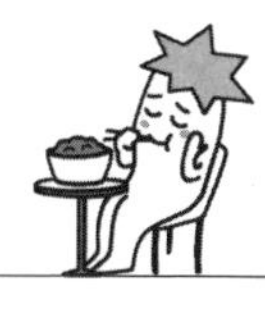

면역력을 높이는 식생활

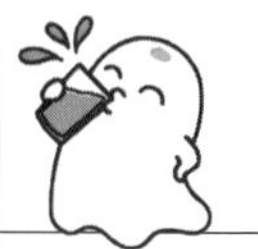

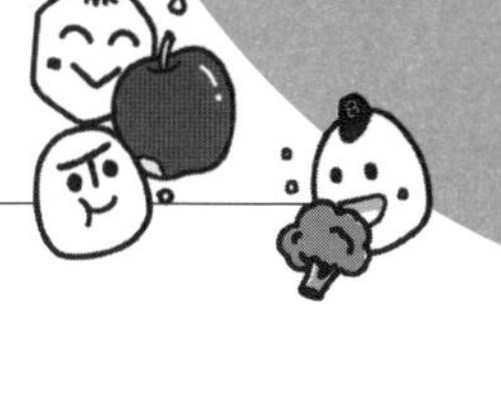

전나무숲 편저

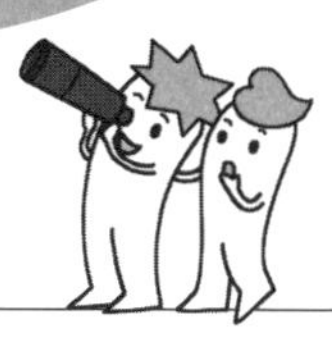

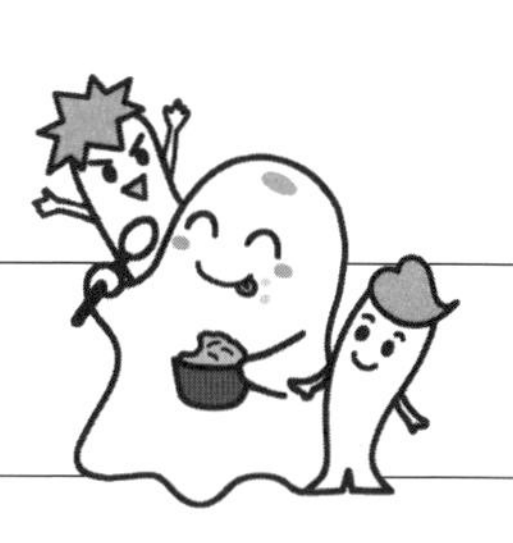

전나무숲

프롤로그

세상에 존재하는 유일한 면역력 강화제는 음식이다

인간이 걸릴 수 있는 질병은 약 3만 가지로, 우리가 이렇게 많은 질병에 일일이 의학적으로 대처하는 건 불가능한 일이다. 하지만 다행히도 인체는 많은 질병에 동시에 대처할 수 있는 막강한 능력을 가지고 있다. 병명을 몰라도, 각각의 질병이 어떻게 생기는지 알 수 없어도 상관없다. 이 막강한 능력은 수많은 질병에 알아서 대처하고 문제가 생기면 스스로 치료한다.

이 막강한 능력의 정체는 태어날 때부터 우리 몸에 주어진 '면역'이다. 현대의학은 아직 면역 작용의 비밀을 전부 밝혀내지 못했지만, 면역이야말로 거의 모든 질병에 완벽하게 대응할 수 있는 유일한 방어체계라는 점은 분명하다. 정상적인 면역 작용과 그로 인해 강화된 면역력은 치명적인 질병인 암과의 싸움에서도 늘 승리를 거둘 정도다. 그렇기에 면역력을 높이는 방법을 알고 실천한다면 우리는 지금보다 훨씬 건강하고 행복하게 살 수 있다. 물론 면역력을 강화하는 약이 있다면 더 손쉽게 건강을 지킬 수 있겠지만, 안타깝게도 그런 약은 세상에 존재하지 않는다. 이제까지 그 어떤 과학도 인체의 면역력을 강화하는 약을 만들어내지 못했다.

하지만 약과 같은 역할을 하는 것이 주변에 있으니, 바로 우리가 매일 먹는 음식이다. 면역력은 여러 가지 요인들이 상호작용을 하면서 강화되지만, 식사를 제대로 하지 못하는 상황에서는 그 어떤 방법도 의미가 없다. 인체가 활동하고 생명을 유지하기 위해서 영양분의 섭취는 필수조건이자 필요조건이기 때문이다.

다만 우리가 먹는 음식은 두 얼굴을 가지고 있다는 사실을 놓쳐서는 안 된다. 음식은 세상에 존재하는 유일한 면역력 강화제이지만 잘못된 식습관으로 인해 면역력을 망치는 독성 물질이 되기도 한다. 화학첨가물이 다량 들어가는 가공식품 · 패스트푸드 · 탄산음료, 지나치게 맵고 짜고 단 음식, 일상적인 과식, 스트레스를 풀기 위한 폭식, 몸에 좋다는 이유로 특정 영양 성분을 과잉 섭취하는 습관이 면역력을 망치는 대표적인 예다. 식이섬유도 두 얼굴을 가진 식품이다. 식이섬유는 장 건강에 무척 좋은 작용을 하지만, 과잉 섭취하면 오히려 부작용을 일으킨다.

또 몸이 아플 때 먹는 약은 통증을 줄이는 대신 체내의 비타민과 미네랄 등의 영양소를 빼앗아간다. 이에 대한 대책을 세우지 않으면 우리 몸은 영양소 결핍으로 인한 질병에 노출될 수밖에 없다.

이 책은 전나무숲출판사의 '몸속 최고의 의사, 면역 이야기' 시리즈 중 하나다. 제1권 《면역력의 힘》을 통해 면역력의 근본 원리를 이해했다면, 제2권 《면역력을 높이는 생활습관》으로 생활습관을 개선하고, 본서인 제3권 《면역력을 높이는 식생활》을 통해서는 면역력을 높이려면 식단을 어떻게 구성해야 하는지, 어떤 식습관을 가져야 하는지, 왜 영양의 균형을 맞춰 섭취해야 하는지를 배울 수 있다.

이 시리즈는 일본에서 '면역 신드롬'을 일으킨 권위 있는 면역학자 아보 도오루(安保 徹)의 면역학 이론에 근거하고 있다. 특히 그의

어려운 면역학 이론을 흥미로운 일러스트를 통해 쉽고 재미있게 설명, 한눈에 이해할 수 있도록 구성했다. 다만 건강에 조금이라도 관심이 있는 사람이라면 알고 있을 법한 상식적인 정보는 다루지 않았다. 관련 정보가 필요하다면 제1권과 제2권을 참고하면 된다.

식생활로 면역력을 높이는 것은 몇 가지 원칙만 숙지하면 쉽게 실천할 수 있다. 좋은 식습관은 한번 고착되면 평생 건강에 도움이 되는 만큼 이 책을 통해 '면역력을 살리는 식생활'을 익혀놓으면 자신의 건강을 지키는 것은 물론 자녀, 배우자, 부모님의 면역력도 강화할 수 있다.

인류는 감염병과 '함께' 살아가야 하는 시대를 살고 있다. 지금 유행하는 감염병의 백신이나 치료제가 나오더라도 병원균의 변이로 또 다른 감염병이 생길 수 있는 상황이지만, 튼튼한 면역력과 함께라면 감염병으로부터 자신과 가족을 지킬 수 있다. 면역력이야말로 건강을 온전히 지킬 수 있는 유일하면서도 완벽에 가까운 방어체계이기 때문이다. 그러니 이 책에 나오는 식습관을 매일매일 실천해보자.

_ 전나무숲

차 례

PART 1

면역력을 떨어뜨리는 **위험한 식습관**

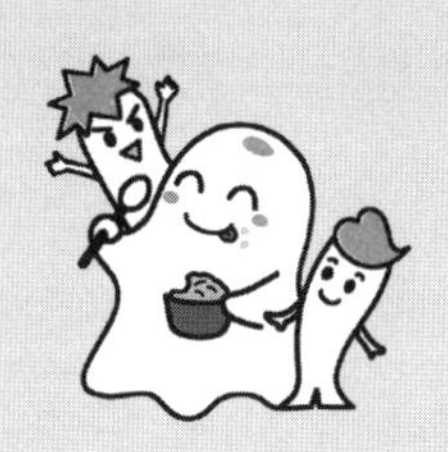

우리에게 먹는 것은 즐거움의 원천이자 건강을 지키는 핵심 행위이다. 면역력은 음식이 전달하는 영양소를 통해서 세포의 능력을 강화하고 독성을 배출함으로써 유지되거나 강화되기 때문이다. 그러니 매일 먹는 음식을 면역력의 관점에서 다시 바라보자. 질 좋은 식사는 면역력을 강화하는 식사다. 면역력을 떨어뜨리는 '입이 좋아하는 식사'가 아닌, 면역력을 높이는 '몸이 원하는 식사'를 알고 나면 우리의 식단에서 무엇을 바로잡고 변화해야 할지 깨닫게 될 것이다.

과식하거나 빨리 먹는 습관

면역력을 높이는 식생활에는 중요한 두 축이 있다. 하나는 '몸에 좋은 음식'이고, 다른 하나는 '식사량'이다. 예를 들어 비타민과 미네랄이 풍부한 음식은 우리 몸의 면역력을 높여주지만, 아무리 비타민과 미네랄이 풍부한 음식이라도 과식을 하면 그 효과가 반감된다. 즉 '몸에 좋은 음식'과 '적당량'이라는 두 축이 제대로 맞아야 음식으로 면역력을 강화할 수 있다.

그런데 지금은 '과식을 권하는 시대'라고 해도 과언이 아니다. 인터넷 방송에는 '먹방'이 넘쳐나고, TV에서도 다양한 포맷의 음식 프로그램들이 우후죽순으로 방영되면서 시청자들은 늘 식욕을 자극받고 있다.

과식하면 나타나는 이상 증상

과식을 하면 비만을 비롯해 다양한 건강 문제가 생긴다. 과식은 소화불량을 일으키고, 소화불량으로 인한 장내 이상 발효로 장이 부패하기 때문이다. 또 체질량지수가 높아지고, 혈중 콜레스테롤이 많아져 고지혈증이 되고, 간 기능 수치가 올라가면 간염이 될 가능성이 높다.

과식으로 인한 비만은 면역력에 직접적인 영향을 끼친다. 체지방이 축적되면 면역세포인 T세포의 수와 기능이 감소하고 면역력이 약화된다. 과거 미국에서 신종플루(신종 인플루엔자A)가 유행했을 때 미국 질병통제예방센터에서는 비만한 사람들이 그렇지 않은 사람들에 비해 신종플루에 걸려 입원할 확률이 2.9배 높고, 사망률은 2.74배 높다며 '비만이 입원과 사망의 주요 원인'이라고 발표했다. 비만한 산모의 신생아는 면역력이 약하다는 연구 결과도 있다.

과식이 면역력에 직접적으로 영향을 주기도 하는데, 활성산소에 의해 체내에서 산화가 이루어지기 때문이다. '산화'는 산소에 의해 세포가 손상을 입는 것을 말한다. 사과를 먹다 남기면 서서히 갈색으로 변하는데, 이는 사과가 산소에 노출되어 생겨나는 손상 효과다. 인체도 마찬가지다. 인체가 활동을 하려면 산소가 필요하지만,

동시에 활성산소가 생성된다. 활성산소의 양이 우리 몸이 감당할 만한 수준이라면 상관없지만 그 이상이라면 그때부터 우리 몸이 대처하고 남은 활성산소가 세포를 공격하기 시작한다. 활성산소가 세포를 공격하는 과정을 보면 매우 놀랍다. 세포에 활성산소를 투입한 지 48시간이 지나면 세포막이 깨지고 세포의 핵까지 파괴되면서 세포의 형태가 흐물흐물해진다. 이러한 모습을 머릿속에 그려보면 활성산소의 공격력이 얼마나 강력한지 이해가 될 것이다.

과식과 비만도 문제지만, 살을 빼겠다며 급격하게 다이어트를 하는 것 역시 면역력을 약화시킨다. 유도나 레슬링, 권투 선수들은 원래 체급보다 낮은 체급에 출전하면 더 유리하다는 점을 활용해 경기 직전에 급격하게 체중을 줄이는 경우가 있는데, 일본의 〈임상체육학회지〉에 따르면 급격한 체중 감량은 두통, 기침, 발열, 구토, 피로감을 유발할 수 있다. 이런 증상들은 모두 면역력이 떨어졌을 때 나타나는 증상들이다.[1)]

소식한다고 영양이 결핍되지 않아

소식(小食)은 이러한 과식의 폐해로부터 벗어날 수 있는 중요한 식사법이지만, 소식을 하라고 하면 사람들은 이런 걱정부터 한다.

'너무 적게 먹으면 기운이 달리지 않을까?'

'가끔 현기증이 날 때마다 음식을 먹어야 나아지는데, 적게 먹으면 현기증이 심해지지 않을까?'

'적게 먹으면 영양이 부족해서 영양 결핍 상태가 되지 않을까?'

이런 의문들은 '음식의 양'과 '영양 상태'를 동일하게 보기 때문에 생긴다. 즉 음식을 많이 먹어야 충분한 영양을 섭취할 수 있다고 생각하니 '소식'이라는 말만 들어도 어딘가 부족하다고 여기는 것이다. 하지만 이는 잘못 알고 있는 것이다. 질 좋은 음식을 먹으면 소식을 해도 영양을 충분히 섭취할 수 있다. 반면 아무리 많이 먹어도 영양이 풍부한 음식을 섭취하지 않으면 칼로리 과잉으로 비만이 될 뿐이다.

소식의 핵심은 식사를 할 때 '배의 70%'만 채우는 것이다. 이때 먹는 양은 줄이지만 질 좋은 음식을 먹음으로써 체내 독소를 배출하고 몸의 에너지 효율을 극대화하는 것이 중요하다. 대체로 과식하는 사람들은 기름기가 많은 고기, 식품첨가물이 잔뜩 들어간 분식 · 패스트푸드 · 과자 · 청량음료 등을 많이 먹는다. 이렇게 영양은 부족하고 칼로리는 높은 음식들을 과식하면 몸은 소화에 많은 에너지를 써서 에너지 효율은 낮아지고 몸은 비만해진다.

과식을 하던 사람이 소식을 하면 우울증, 두통, 불면증이 저절로 치료되는 경우가 많다. 대개 이런 증상들은 호르몬의 교란으로 생기는데, 에너지 효율이 최적화되고 활성산소가 발생하지 않으니 호르몬의 분비가 정상을 되찾아 각종 증상이 개선되는 것이다. 게다가 과식의 부작용에 대처하는 힘이 더 강해진다. 아무리 음식을 가려먹고 적게 먹더라도 사회생활을 하다 보면 사람들과 어울려야 할 자리가 생긴다. 이럴 때는 분위기에 휩쓸려서 과식하게 되는데, 꾸준히 소식해온 사람이라면 과식에 빠르게 대처해 몸을 정상 상태로 되돌려놓을 수 있다.[2)]

또 소식을 하다 보면 두뇌가 맑아지고 행복하다는 느낌이 자주 드는데, 대사작용이 원활하다 보니 남는 에너지가 두뇌로 향하고 뇌세포의 활동이 활발해지기 때문이다.

과식과 소식은 우리 몸의 면역력을 약화하거나 강화하는 데 매우 중요한 계기가 된다. 먹을 것이 넘쳐나는 세상이지만, 면역력을 지키고 몸의 에너지 효율을 극대화할 수 있는 최적의 건강법은 소식임을 잊지 말아야 한다.

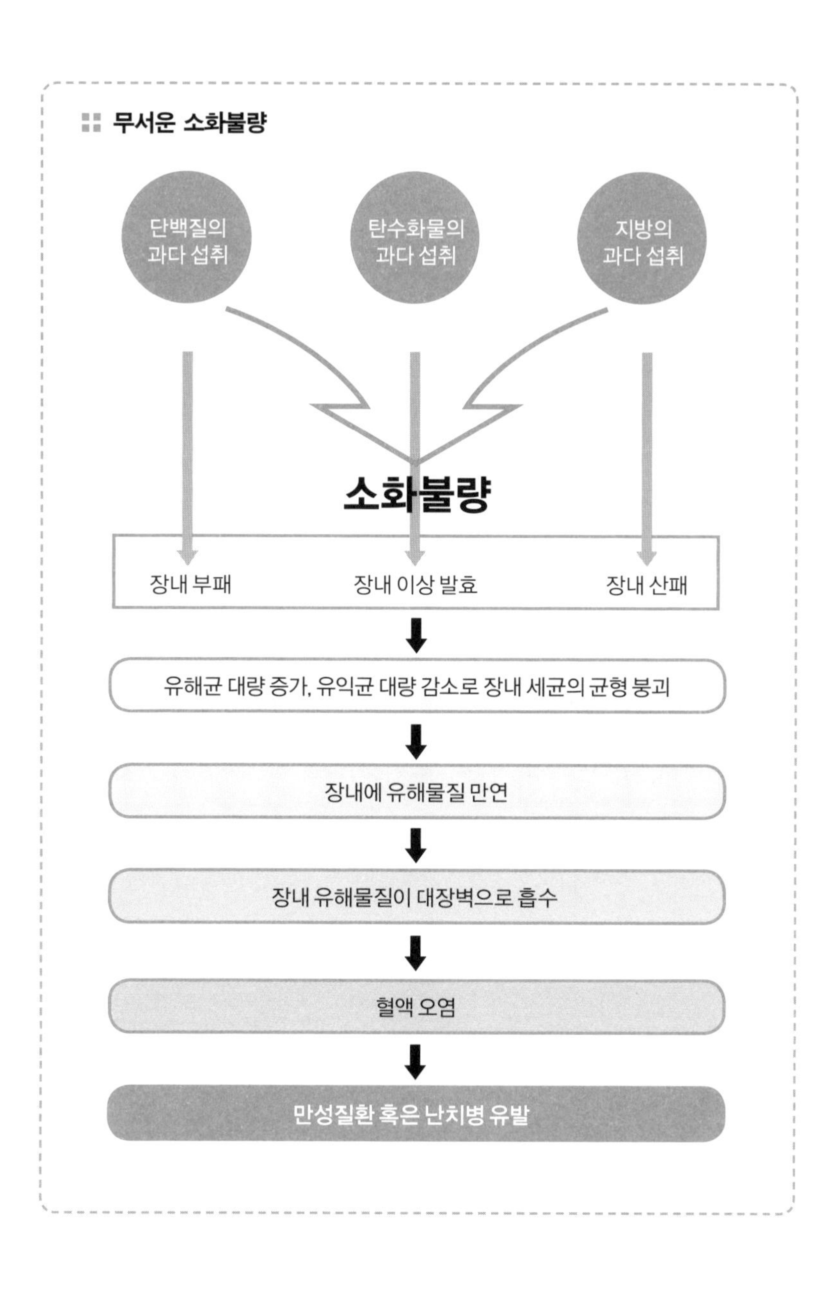
무서운 소화불량
단백질의 과다 섭취
탄수화물의 과다 섭취
지방의 과다 섭취
소화불량
장내 부패
장내 이상 발효
장내 산패
유해균 대량 증가, 유익균 대량 감소로 장내 세균의 균형 붕괴
장내에 유해물질 만연
장내 유해물질이 대장벽으로 흡수
혈액 오염
만성질환 혹은 난치병 유발

빨리 먹는 습관도 면역력에 영향

음식을 먹을 때 급하게 대충 씹어서 삼키는 습관도 면역력에 좋지 않다. 우리 몸은 교감신경과 부교감신경으로 구성된 자율신경계의 균형에 의해 면역력을 유지한다. 교감신경은 몸이 긴장했을 때 활성화하고, 부교감신경은 몸이 이완했을 때 활성화한다. 만약 음식을 빨리 먹으면 입에서 타액이 충분히 분비되지 않아 소화가 잘되지 않는데, 이때의 조급함이 교감신경을 활성화해 자율신경계의 균형을 깨뜨린다. 또 식사를 한 뒤 곧바로 일을 하러 가는 것도 교감신경을 활성화한다.

하지만 조급함을 내려놓고 입을 천천히 움직이면서 음식물을 충분히 씹어서 먹으면 소화기관이 일할 시간을 줄 수 있고 동시에 부교감신경을 활성화해 면역력이 좋아진다.

과식을 막는 일상의 습관

과식하는 습관을 고치려면 다음을 실천할 필요가 있다.

시간을 체크하며 천천히 먹기

식욕을 억제하는 호르몬인 렙틴은 식사를 시작한 지 최소 20분 후부터 분비된다. 20분 안에는 아무리 많이 먹어도 배가 부르지 않고, 20분이 지나 렙틴이 분비되면서 몸이 불편할 정도의 포만감을 느끼게 된다. 그러니 시간을 체크하며 먹는 것이 좋다. 씹는 것도 천천히 해야 한다. 그렇지 않으면 자신도 모르게 먹는 속도가 빨라질 수 있다.

식사량 미리 조절하기

식단은 풍성해야 한다고 생각하는 사람들이 있다. 각종 반찬, 고기로 한 상 가득 차려야 왠지 먹는 것 같다고 여긴다. 하지만 먹을 것이 많으면 자연스럽게 더 많이 먹게 된다. 뷔페에서 유난히 많이 먹게 되는 것도 이런 이유다. '음식의 신세계'를 눈으로 보면서 소식하기는 쉽지 않다. 따라서 크지 않은 접시에 먹을 양만 담아서 먹으면 식사량을 조절하기가 수월하다.

채소부터 먹기

채소를 같이 먹더라도 밥과 고기를 먼저 먹으면 채소는 간간이 곁들이게 된다. 하지만 먹는 순서를 바꾸면 소식에 도움이 된다. 일단 채소부터 충분히 섭취한 후 밥과 고기를 먹으면 포만감을 빨리 느껴서 식사량 조절이 비교적 쉬워진다.

소식하면 면역력이 높아진다

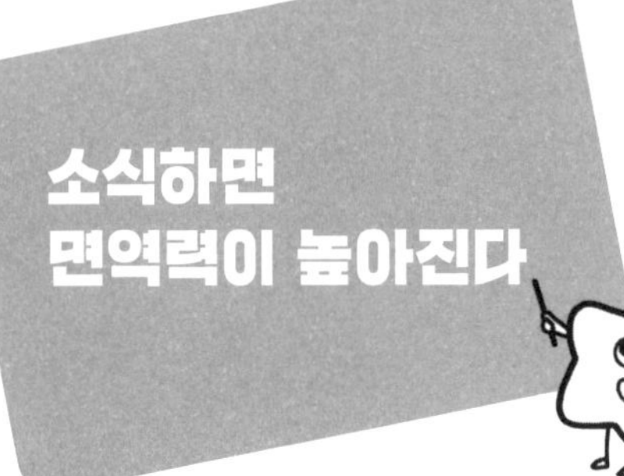

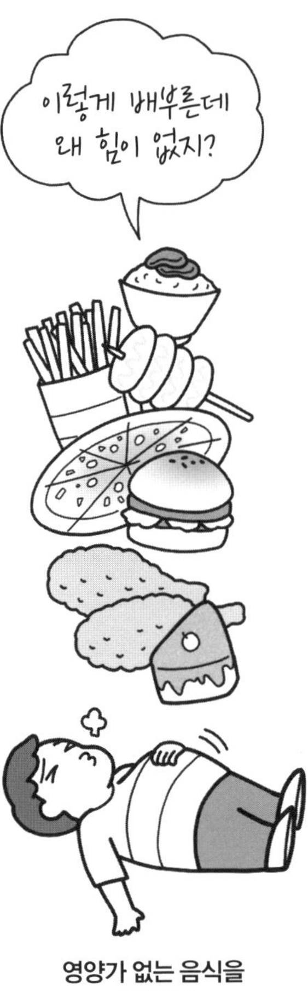

영양가 없는 음식을
과식하면

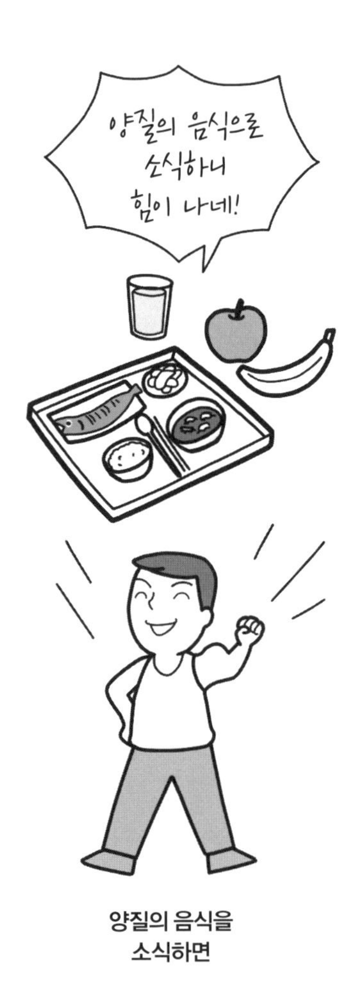

양질의 음식을
소식하면

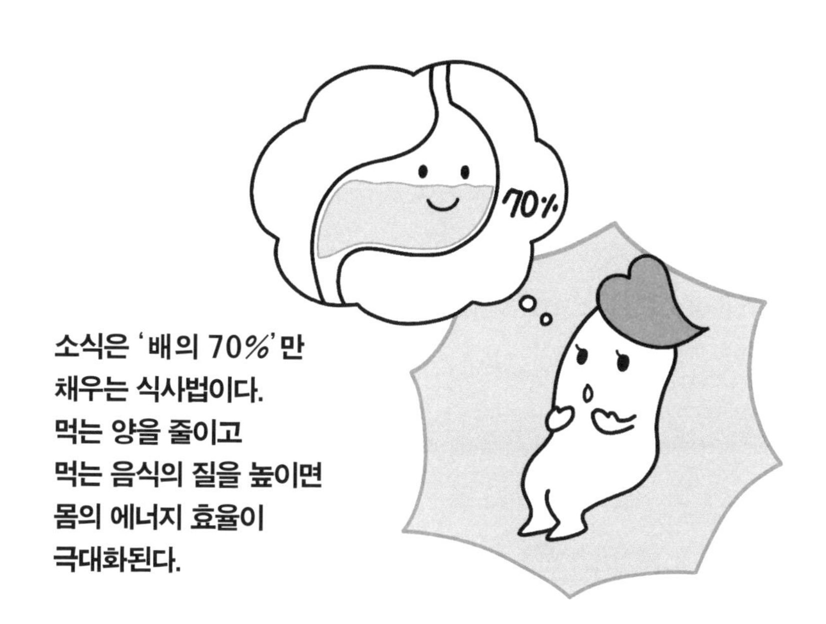

소식은 '배의 70%'만
채우는 식사법이다.
먹는 양을 줄이고
먹는 음식의 질을 높이면
몸의 에너지 효율이
극대화된다.

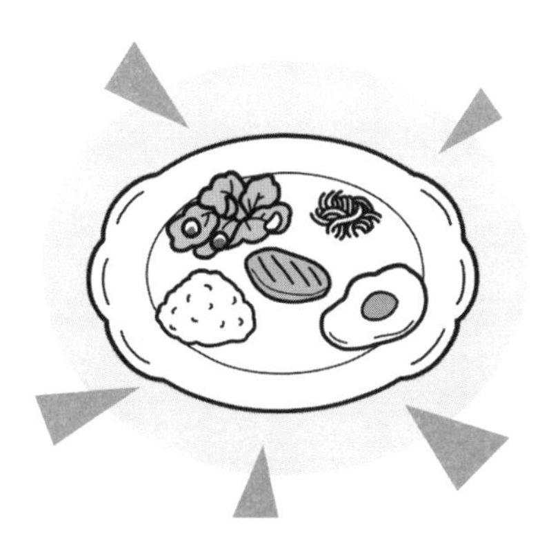

접시에 먹을 양만큼 담으면
식사량을 조절하기가 쉽다.

다이어트 목적의 저탄고지 식사

'저탄고지'라 불리는 저탄수화물 고지방 식사법은 식단에서 지방의 양을 70~80%로 높이고 탄수화물은 5%로 줄이면서 단백질은 20%로 유지하는 식사법이다. 원래 한국영양학회가 정한 3대 필수 영양소의 비율은 탄수화물 55~65%, 지방 15~30%, 단백질 7~20%이다. 여기에서 지방의 양을 늘리려면 다량의 고기와 버터를 추가할 수밖에 없다.

저탄고지 식사의 효과는 6개월 미만

이러한 극단적인 식사법은 체내에 흡수된 탄수화물 중에서 에너지로 쓰고 남은 양이 지방으로 전환돼 몸에 축적된다는 이론에서 시작됐다. 그러니 탄수화물을 줄이고 그 공백을 지방으로 채우자는 것이 저탄고지 식사법이다. 특히 고기를 마음껏 먹고도 살이 빠진다는 점에서 매력을 느끼는 사람들이 많다.

이제껏 포도당(탄수화물의 분해물)이 인간의 유일한 에너지원인 줄 알았는데, 간에서 지방이 분해되면서 만들어진 케톤(Ketone. 지방의 분해물) 역시 에너지원으로 쓰인다는 사실을 알게 된 것도 저탄고지 식사법이 탄생한 배경이다. 우리 몸의 에너지원으로 쓰이는 포도당을 줄이고 케톤의 섭취량을 늘리면 우리 몸이 이 상황에 적응하면서 체질이 자연스럽게 변한다는 논리이다.

그런데 정말 저탄고지 식사법이 다이어트에 효과가 있을까?

저탄고지 식사로 살을 뺐다는 사람들도 있는데, 사실 이때 빠진 살은 포도당으로 전환된 근육 단백질이다. 저탄고지 식사로 일어난 근육 분해 작용을 살이 빠진 것처럼 느끼는 것이다. 이 과정에서 우리 몸은 계속해서 망가진다. 육류에 다량 함유된 철분은 미토콘드리아의 기능을 방해해 노화를 가속화하고, 포화지방의 과잉 섭취는 심혈관 질환의 위험성을 높인다. 더구나 저탄고지 식사는 6개월 이상 지속하기가 힘들고, 6개월이 지나면 체중 감량 효과도 떨어진다.

탄수화물 섭취의 중요성

저탄고지 식사의 부작용은 셀 수 없을 정도로 많다. 저혈당, 인슐린 분비 저하로 인한 탈수현상과 전해질의 불균형, 과일과 채소의 섭취 제한으로 인한 비타민과 미네랄 결핍, 갑작스러운 체중 저하로 인한 여성들의 생리불순, 골다공증, 신장결석 · 심장병 · 동맥경화 · 대장암의 위험성 증가 등이다.[3)]

가장 중요한 부작용은 탄수화물 부족에 시달린다는 점이다. 탄수화물은 두뇌가 에너지원으로 사용하는 유일한 영양소이며, 근육의 분해를 막아줘 근육이 정상적으로 유지될 수 있게 해준다. 그런 탄수화물이 극도로 부족하면 두뇌 활동이 제대로 이루어질 리 없고, 다른 영양소도 체내에 흡수되지 않아 탈모와 불면증 등을 겪을 수 있다. 또 소변 양이 증가해 체내 수분이 줄어들고, 피로감에 시달리며, 혈중에 요산이 축적되면서 통풍을 겪을 수 있다.

이러한 부작용들 때문에 저탄고지 식사는 이미 많은 전문가들이 잘못된 다이어트 방법이라고 결론내렸다. 그러니 살을 빼기 위한 편중된 식단은 버리고 질 좋은 탄수화물을 적당량 섭취해야 한다. 질 좋은 탄수화물이란 '복합 탄수화물'을 말한다. 가장 대표적인 복합 탄수화물은 '현미'이다. 현미에는 복합 탄수화물을 비롯해 식이섬유, 다양한 비타민·미네랄까지 함유되어 있고, 포만감도 오래 유지되어 면역력 강화와 함께 다이어트까지 챙길 수 있다.

적절한 탄수화물 섭취는 우리의 일상을 활기차게 해주고 피로감과 두통을 없애주며 몸을 편안하게 해준다는 사실을 잊지 말자.

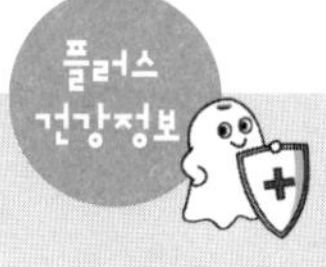

영양소의 비율은 2~3일 단위로 맞춘다

영양이 균형 잡힌 식단은 3대 필수 영양소인 탄수화물, 지방, 단백질이 잘 조화된 식단이다. 전체 식단에서 탄수화물은 55~65%, 지방은 15~30%, 단백질은 7~20%를 유지하면 된다. 또 비타민과 미네랄은 현미, 해조류, 다양한 색깔의 채소와 과일, 천연소금으로 필요량을 채울 수 있다. 다만 끼니마다 이 비율에 얽매일 필요는 없다. 2~3일 단위로 맞추면 된다. 오늘 단백질을 지나치게 섭취했다면 다음날에는 조금 줄이는 방식이면 된다.

영양이 균형 잡힌 식단을 유지하기 위해서는 영양의 균형을 깨는 음식도 조심해야 한다. 지나치게 염분이 많거나 단맛이 강한 음식은 영양의 균형을 깨뜨리고 각종 빵과 면, 패스트푸드 등은 체내의 비타민과 미네랄을 고갈시킨다.

이상적인 식단의 3대 필수 영양소 비율

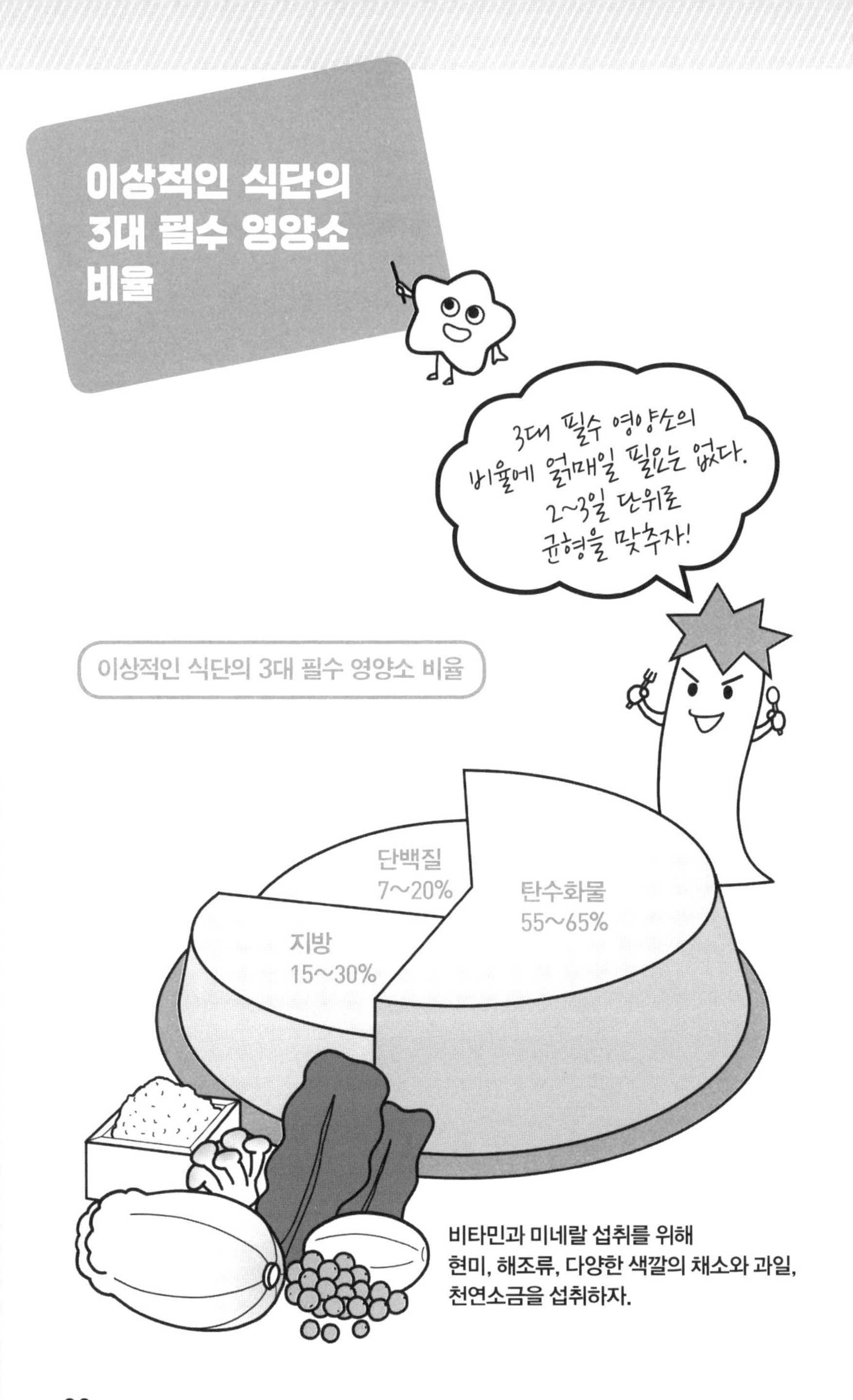

비타민과 미네랄 섭취를 위해
현미, 해조류, 다양한 색깔의 채소와 과일,
천연소금을 섭취하자.

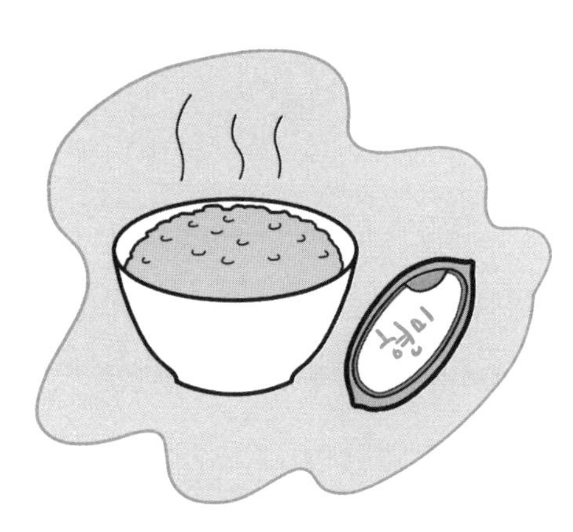

질 좋은 탄수화물인
복합 탄수화물의
섭취는 우리의 일상을
활기차게 해준다.

저탄고지 식사법은
영양 불균형을 초래해
각종 부작용을 가져온다.

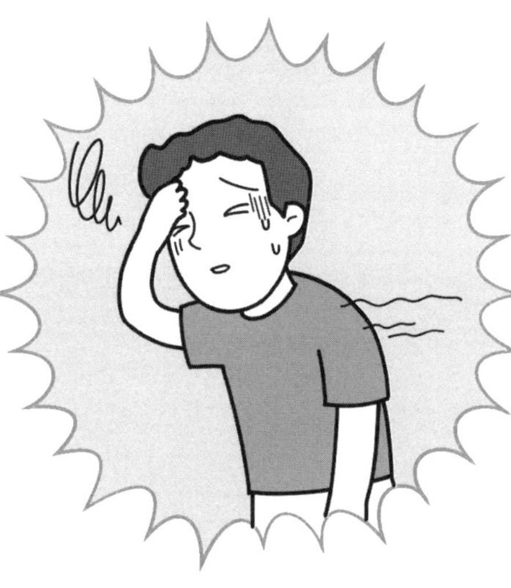

달고 짠 맛, 밀가루 음식에 길들여진 입맛

음식을 먹는 본래의 목적은 생명 유지에 필요한 영양을 공급하는 것이다. 그래서 사람들은 끊임없이 '맛있고 몸에도 좋은 음식'을 찾는다. 그런데 요즘 20~30대를 중심으로 몸에 좋은 음식보다는 입맛을 자극하는 음식을 찾는 경우가 많아졌다.

입맛을 자극하는 음식들에는 공통점이 있는데 '삼백(三白) 식품'의 함유량이 높다는 점이다. 삼백 식품이란 하얀색의 세 가지 식품으로 소금, 설탕, 밀가루를 말한다.

특히 달고 짠 '단짠' 음식에는 소금과 설탕이 듬뿍 들어 있어 입맛을 강하게 유혹하고 중독성 또한 강하다. 하지만 면역력에는 치명적이라 단짠 음식의 유혹에서 벗어나지 못하는 한 면역력을 지키는 것은 현실적으로 불가능하다. 밀가루 음식도 마찬가지다. 밀가루에 함유된 글루텐이 중독성이 있기 때문이다.

설탕은 면역력 도둑

전문가들이 설탕에 붙여준 별칭이 있다. '면역력 도둑'이다. 미국의 〈임상영양저널〉에 게재된 연구 결과에 따르면, 아침에 일어나서 100g의 설탕을 섭취하면 박테리아를 제거할 수 있는 면역세포의 능력이 크게 감소하며, 이런 증상은 최대 5시간 동안 유지된다.[4] 또 단맛 음식을 먹는 것은 체내 바이러스에게 먹이를 주는 것과 같아 백혈구의 면역 기능을 떨어뜨리고 미네랄의 균형도 깨지고 만다. 그러면 감기에 자주 걸리고 암에도 취약한 몸이 된다.

설탕은 면역세포의 70~80%가 모여 있는 장에도 나쁜 영향을 미친다. 호주 애들레이드 의과대학에서 연구한 바에 따르면, 피실험자에게 2주간 매일 인공감미료가 들어 있는 음료수를 1.5ℓ씩 마시게 한 결과 그렇지 않은 대조군에 비해 장내 유해균 수가 현저하게 늘어났다. 또 면역력이 약해졌을 때 질병을 일으키는 병원균의 수도 빠르게 증가한 것으로 나타났다. 세계보건기구(WHO)가 권장하는 하루 설탕 섭취량은 25g 이하이다.

염분의 과잉 섭취는 면역력에 악영향

'단짠' 중 '짠'의 정체는 염분, 즉 소금이다. 염분이 많이 들어간 음식을 섭취하면 고혈압이 생긴다는 것쯤은 이제 상식이 되었다. 염분이 많은 음식을 먹으면 삼투압의 원리(농도가 낮은 쪽에서 높은 쪽으로 이동하는 현상)에 의해 혈액 내 수분이 많아져서 혈액량이 증가하고 자연스럽게 혈압이 상승한다. 고혈압은 심혈관 질환이나 뇌졸중을 일으키고, 심하면 사망으로 이끌기도 한다. 또 과도한 염분 섭취는 위암의 원인이 된다.

짠 음식이 면역력에 좋지 않은 영향을 미친다는 사실은 실험에 의해서도 증명되고 있다. 독일 본대학교 면역학연구소의 크리스티안 쿠르츠 교수팀은 고염분 먹이를 먹은 쥐와 그렇지 않은 쥐의 장과 간에 질병의 원인이 되는 병원체가 어느 정도 되는지를 연구했다. 그 결과 고염분 먹이를 먹은 쥐의 경우 그전보다 병원체가 적게는 100배, 많게는 1,000배까지 증가한 것으로 나타났다.

동물 실험뿐만 아니라 사람을 대상으로 실시한 실험에서도 비슷한 결과가 도출되었다. 세계보건기구(WHO)가 정한 1일 나트륨 적정 섭취량은 2g 미만(티스푼 1스푼)인데, 피실험자에게 매일 6g(감자튀김 2봉지, 햄버거 2개 정도)을 더 섭취하게 하자 당질코르티코이드

(glucocorticoid)가 증가했다. 이 물질은 체내에서 분비되는 호르몬의 일종으로, 포도당의 대사를 조절하고 탄수화물이 지방으로 전환되는 것을 촉진한다. 또 두뇌 활동에 관여해 식욕이나 쾌감 등을 느끼게 한다. 언뜻 보면 문제될 게 없어 보이지만, 면역 작용을 낮추는 부작용이 있다.

즉 당질코르티코이드가 늘어나면 면역력이 약화된다.[5] 뿐만 아니라 이 호르몬은 세포에 공급될 에너지를 만들어내는 미토콘드리아에 손상을 입힌다. 이렇게 되면 활성산소가 제대로 제거되지 않아 질병에 걸릴 가능성이 높아진다.

이처럼 설탕과 소금은 면역력을 떨어뜨리는 식품인데, 이 두 가지가 '듬뿍' 들어간 음식은 오죽할까. 단 음식만, 혹은 짠 음식만 먹을 때보다 더 큰 타격을 입을 수밖에 없다.

이런 단짠 음식의 폐해에서 벗어나려면 무엇보다 단짠 음식에 길들여진 입맛을 개선하려는 노력이 필요하다. 소금과 설탕이 만들어내는 자극적인 맛 대신 고구마, 단호박, 양파를 익혔을 때 나는 자연의 단맛에 익숙해지고, 소금의 짠맛을 대신해서 허브 향에 길들여지면 소금과 설탕에 대한 의존성이 지금보다 확연히 줄어들 것이다.

밀가루도 피해야 할 식품

밀가루는 탄수화물의 함유량이 무려 92%나 되어 당지수(GI)가 높고, 불용성 단백질인 글루텐이 함유되어 있어 혈당을 빠르게 올리고 비만을 유발한다. 체내 흡수가 매우 빠르고, 쓰고 남은 에너지가 곧바로 지방으로 축적되기 때문이다. 또 배부르게 먹어도 공복감이 빨리 찾아오기 때문에 과식을 유도한다.

당지수가 높은 음식을 많이 먹으면 췌장을 지나치게 자극해 인슐린의 분비량이 늘고, 과잉 분비된 인슐린은 당뇨병을 유발한다. 그리고 쓰이지 못하고 남은 당분은 지방 형태로 저장되기에 지방간과 비만의 가능성을 높인다.

밀가루에 함유된 글루텐은 반죽을 쫄깃하게 만들고 빵 맛을 좋게 만드는 단백질이지만, 소화가 잘되지 않고 영양소의 흡수를 거부하는 글루텐불내증을 유발할 수 있다. 이는 면역력 저하는 물론이고 체력, 관절, 신경계, 피부에 안 좋은 영향을 준다. 뿐만 아니라 글루텐 중독을 유발한다. 밀가루가 장으로 가면 장내 세균과 화학작용을 일으켜 에소루핀이라는 성분으로 변하는데, 이 성분이 두뇌 활동에 관여해 중독 작용을 일으키기 때문이다.

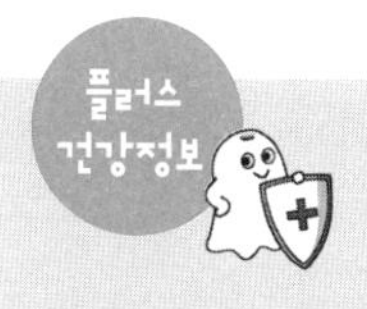

당지수를 낮추는 식습관 6가지

'당지수(GI)'란 음식을 섭취한 후 혈당을 올리는 속도를 반영해 탄수화물의 질을 비교할 수 있도록 수치화한 것이다. 당지수가 낮을수록 소화 흡수가 느리게 진행되어 혈당의 상승 속도가 느려진다. 반면 당지수가 높으면 소화 흡수가 빠르고 혈당이 급격히 상승해 인슐린감수성을 떨어뜨리며 저항성을 증가시킨다.

당지수가 높은 상태가 지속되는 것은 당뇨병 환자들에게 최악의 상황이며, 혈당이 정상이었던 사람도 결국 당뇨병에 걸리게 된다. 따라서 같은 탄수화물을 먹더라도 당지수를 최대한 낮추는 방법으로 먹을 필요가 있다.

- 조리 시 열을 덜 가하고 되도록 날것으로 먹는다.
- 통곡물, 채소와 과일을 껍질째 먹는다.
- 음식에 식초를 넣어 먹는다.
- 채소나 해조류 등 식이섬유가 풍부한 식품을 먹는다.
- 가공식품, 패스트푸드, 탄산음료를 가급적 적게 먹는다.
- 탄수화물을 유제품, 요구르트, 콩류, 육류와 함께 먹는다.

(출처 : 삼성웰스토리 식품연구소)

당분과 염분을 섭취할 때 주의할 점

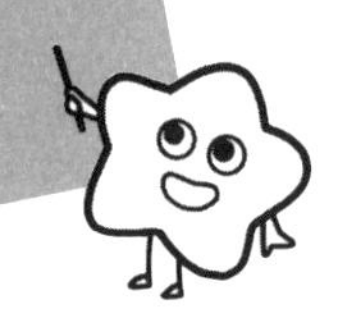

당분을 섭취할 때

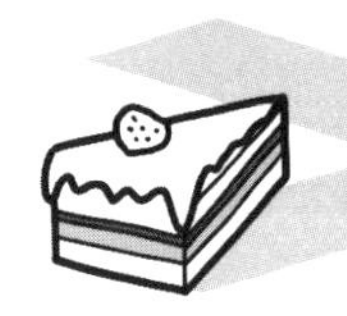

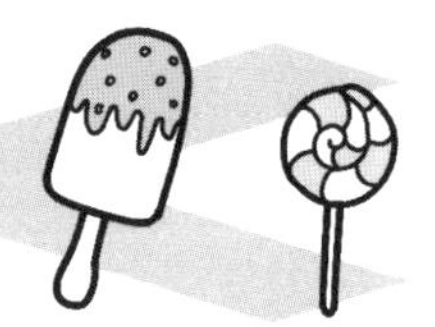

설탕이 함유된 과자를 먹으면 일시적으로 긴장이 완화되지만 얼마 지나지 않아 불안하고 초조해진다.

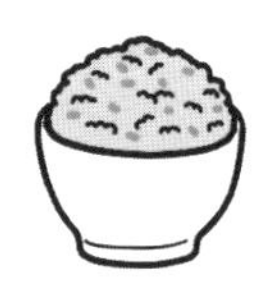
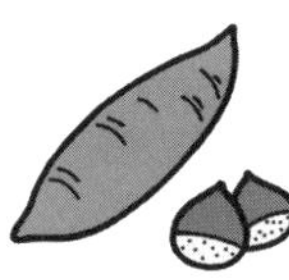
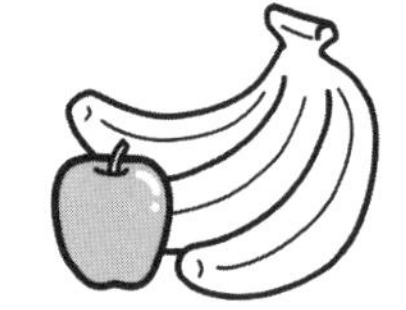

당분을 알갱이 형태로 섭취하는 밥, 군고구마, 과일 등을 먹으면 당분과 함께 식이섬유도 섭취할 수 있다.

염분을 섭취할 때

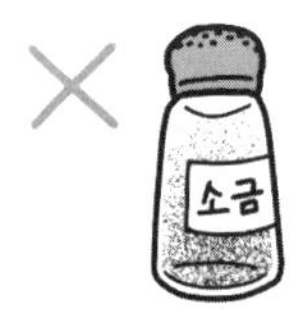

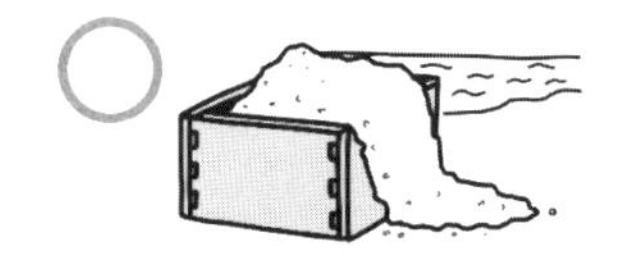

정제소금(나트륨염) 대신 미네랄이 함유된 천연소금(마그네슘염)을 고른다.

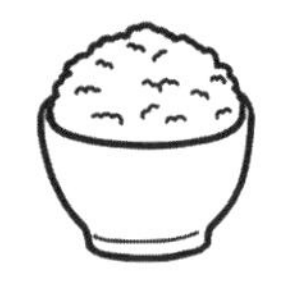
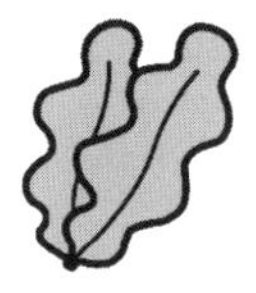
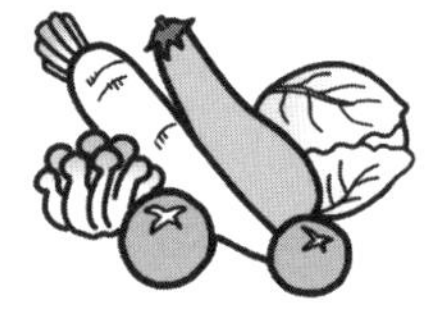

현미, 해조류, 채소를 충분히 섭취해서 미네랄을 보충한다.

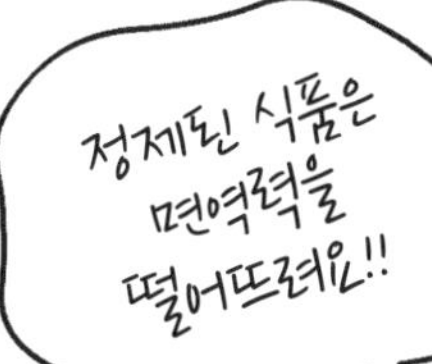

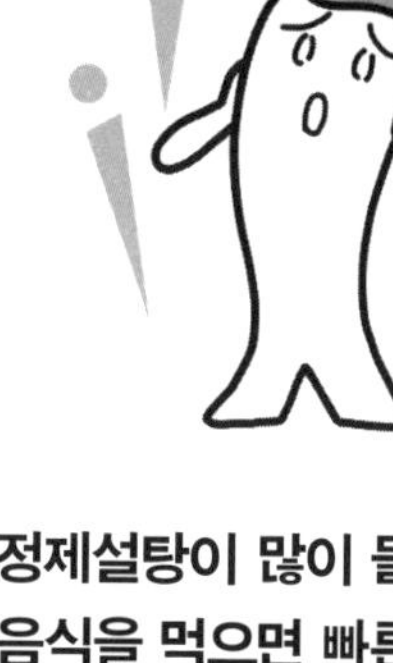

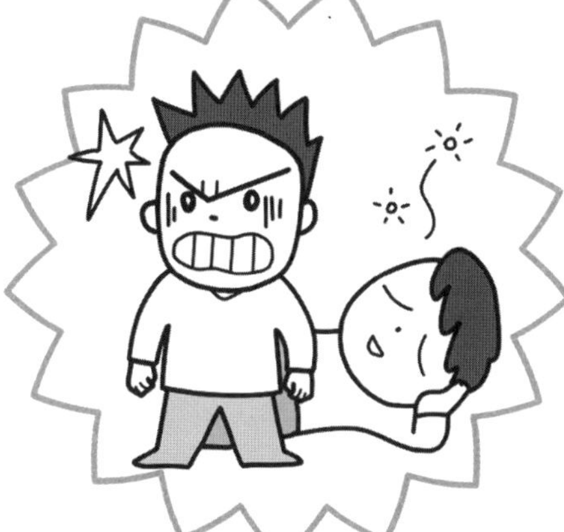

**정제설탕이 많이 들어간
음식을 먹으면 빠른
긴장 완화 효과를 보이지만,
지나치게 많이 섭취하면
쉽게 화를 내고
공격적인 성향으로 변할 수 있다.**

**짜게 먹으면
삼투압의 원리에 의해
혈액량이 증가해
혈압이 높아진다.**

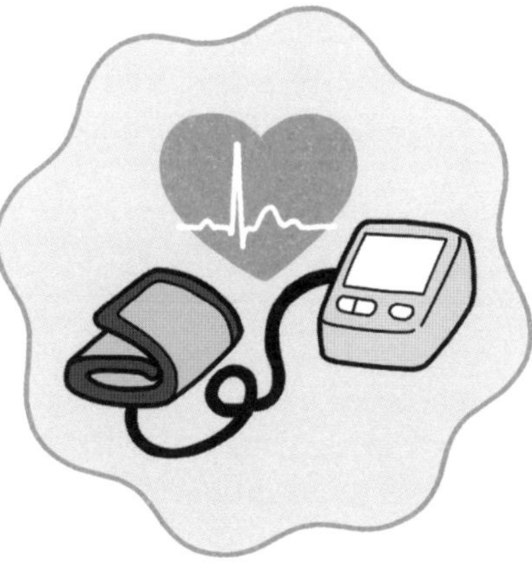

'불맛'에 중독된 입맛

우리나라 사람들만큼 매운 음식을 좋아하는 민족도 별로 없다. 고춧가루, 고추장이 들어가는 음식은 셀 수 없이 많다. 하다못해 콩나물국에도 고춧가루를 넣고, 짜장면에 고춧가루를 넣어 먹는 사람들도 있다. 마늘이나 고추를 고추장에 찍어 먹는 모습을 보면 '매운맛에 중독된 사람들'이라는 생각이 절로 든다.

매운맛이 짠맛과 결합되면 중독성은 더 강해진다. 매운맛은 건강 효능도 있지만, 과하게 먹으면 면역력을 떨어뜨리는 원인으로 작용한다.

매운맛은 '맛'이 아니라 고통

고추는 원래 우리나라의 전통 식재료가 아니다. 고추가 최초로 발견된 곳은 멕시코와 안데스 고원이다. 우리나라에는 임진왜란 때고추가 들어왔고, 매운 음식이 대중화된 것은 18세기 즈음이다. 이처럼 우리나라 사람들이 매운맛에 익숙해진 지는 200~300년에 불과하다.[6]

그런데 우리가 맛의 하나로 알고 있는 매운맛은 진정한 의미의 '맛'이 아니다. 인간이 느낄 수 있는 맛은 단맛, 신맛, 짠맛, 쓴맛, 감칠맛으로, 혀의 미뢰는 '매운맛'을 느끼지 못한다. 사실 매운맛은 혀에서 느끼는 '통각'이다. 통각을 느끼는 통각점에는 온도 수용체가 있어 43℃ 이상을 매우 뜨겁고 위험한 신호로 감지하는데 매운맛이 나는 고추, 마늘, 후추가 이러한 신호를 준다. 매운 음식을 먹었을 때 땀이 나고 심장박동이 빨라지는 현상은 인체가 우리 몸을 보호하기 위해 마련한 장치로 볼 수 있다.

한편으로 매운맛은 '심리적인 후련함'을 준다. 매운 음식을 먹으면 매운 고통과 함께 두뇌에서는 엔도르핀이 분비되어 고통은 날아가고 은근한 쾌감이 남는다. 사람들이 '매운 음식을 먹으면 스트레스가 풀린다'고 하는 건 실제로 스트레스가 풀렸다기보다는 그저 순간적으로 쾌감을 느낀 것이다.

그런데 이 쾌감도 진정한 쾌감이라고 할 수 없다. 매운 음식을 먹는 순간 인체가 받는 스트레스 지수는 더 올라가기 때문이다. 한 방송국에서 20대 여성과 30대 남성을 대상으로 매운 음식을 먹기 전과 후의 스트레스를 측정했는데, 30대 남성의 경우 평소에도 매운 음식을 자주 즐긴다고 했지만 결과는 예상과 달랐다. 매운 음식을 먹기 전의 스트레스 지수는 67이었지만 매운 음식을 먹은 뒤에는 98로 급상승했고, 피로도는 2배 가까이 올라갔다. 20대 여성은 심장이 빠르게 뛰었다.

이 실험을 통해 알 수 있는 것은 매운 음식을 먹으면 매운 통증을 없애기 위해 두뇌에서 엔도르핀이 분비되어 일시적으로 기분이 좋아질 수는 있지만 그것은 '기분'에 불과할 뿐, 실제로는 위와 심장이 받는 스트레스 지수가 오히려 올라간다는 사실이다.[7]

항암 면역세포의 기능 저하를 유도

매운 음식을 많이 먹는 것은 암 예방에도 도움이 되지 않는다. 매운맛은 면역세포의 일종인 NK세포의 과립 방출 기능에 장애를 일으켜 암의 발생을 촉진할 수 있다. 서울아산병원 김헌식 교수는 이렇게 이야기한다.

"캡사이신(고추에서 추출되는 매운맛 성분) 자체가 암을 일으키진 않지만 지나치게 많은 양을 먹으면 암세포를 공격하는 항암 면역세포의 기능을 떨어뜨려 암 발생을 간접적으로 돕게 된다."[8]

매운맛은 짠맛과 함께 먹으면 중독성이 더 강해진다. 과거에는 소금이 비싼 데다 위에 좋지 않은 영향을 미친다는 이유로 매운맛을 내는 식품을 첨가해 염분 섭취를 줄이려고 했다. 실제로 매운맛을 느끼는 두뇌의 영역과 짠맛을 느끼는 두뇌의 영역이 같기 때문에 매운맛이 짠맛을 대체할 수 있다고 주장하는 전문가도 있다. 하지만 미각은 더 강한 자극을 원하는 성향이 있어 매운맛과 짠맛이 결합된 음식을 찾고 만다.

살펴봤듯 잠시의 쾌감을 느끼기 위해 매운맛을 즐기는 것은 위험하다. 인체의 스트레스 지수를 높이고, 짠맛에 중독될 가능성을 높이며, 항암 면역세포의 기능을 약화시키니 말이다. 그러니 매운맛을 찾아다니는 습관은 그만두자. 그래야 면역력을 지킬 수 있다.

가공식품과 간편식품 중심의 식사

가공식품이란 인위적인 가공 과정을 거쳐 만들어진 식품이다. 이 과정에서, 자연에서 얻은 원재료에 각종 식품첨가물이 들어간다. 식품의 품질을 향상시키기 위한 영양 강화제, 보존 기간을 늘리기 위한 산도(pH) 조절제와 산화 방지제, 더 맛있어 보이게 하기 위한 팽창제와 응고제, 식품의 맛과 냄새를 향상시키기 위한 착향료와 착색료 등 식품첨가물의 종류는 아주 많다.

이 식품첨가물들은 비록 안전성 검사를 받았다고는 하지만 체내 허용치 이상을 섭취할 경우에는 큰 부작용을 겪을 수 있다. 미국 미시간주립대학교의 연구에 의하면 식품첨가물이 들어간 가공식품은 면역력 생성에 관여하는 세포를 손상시키고, 혈액을 산성화시켜 체내 pH 농도의 균형을 무너뜨린다. 또 도파민 분비에 관여해 영양을 충분히 섭취하지 않아도 포만감을 들게 만들어 중독성을 높인다.

식품첨가물 범벅의 가공식품이 체내에 들어오면 우리 몸은 그 독성을 없애기 위해 다량의 영양소를 동원한다. 원래는 인체의 각 장기로 가야 할 영양소가 필요한 장기에 쓰이지 못하고 독성을 해독하는 데 쓰이는 것이다. 그 결과 영양소를 충분히 섭취해도 결핍 상태가 되어 면역력의 저하와 질병의 위험성을 높인다.

이런 가공식품은 우리 주변에 넘쳐난다. 다량의 당분이 함유된 시리얼, 전자레인지에 덥히면 바로 먹을 수 있는 간편식품, 건조 분말 수프, 과자, 빵, 햄, 베이컨, 소시지, 단무지, 라면, 치킨너겟 등이 그렇다. 채소나 과일을 가공하는 경우도 마찬가지다. 먹기 편하게 건조시키는 과정에서 원래 들어 있던 식이섬유와 비타민, 미네랄 등 몸에 좋은 영양소는 파괴되고 당분의 함유량이 늘어나 비만과 당뇨병의 위험이 현저히 높아진다.

식품첨가물 1일 섭취 허용량의 진실

가공식품으로 인한 건강 악화를 예방하기 위해 세계보건기구(WHO)는 식품첨가물 '1일 섭취 허용량(ADI)'을 정해놓았다. 그러나 우리가 하루에 단 하나의 가공식품만 먹는 것이 아니기 때문에 식품첨가물 1일 섭취 허용량을 넘어서기 일쑤다.

문제는 여기에서 그치지 않는다. 식품의 가공 과정에서 간접적으로 사용한 첨가물은 포장재에 표기되지 않는다. 게다가 작은 제품의 포장재에는 법적으로 5가지만 쓰도록 되어 있다. 예를 들어 껌에는 어떤 식품첨가물이 들어 있는지 알 방법이 없다.

항산화 식품 섭취로 독소 배출

안타깝게도 현대사회의 식단에서 식품첨가물을 배제하기란 쉬운 일이 아니다. 그렇다면 이미 섭취한 식품첨가물을 빨리 배출해야 하는데, 가장 좋은 방법은 항산화 물질인 '피토케미컬'이 풍부한 식품을 충분히 먹는 것이다. 피토케미컬이 풍부한 식품은 다양한 색깔의 채소와 과일, 견과류 등이다.

대표적인 피토케미컬인 폴리페놀은 광합성에 의해 생성된 식물의 색소와 쓴맛 성분으로, 포도처럼 색이 선명하고 떫은맛이나 쓴맛이 나는 식품에 많다. 폴리페놀을 섭취하면 식품첨가물로 인한 체내 염증을 예방하고, 세포를 보호하며, 혈액 순환을 개선하고,

혈관이 튼튼해져서 독소 배출이 용이해진다. 폴리페놀의 종류는 수천 가지가 넘는데 녹차의 카테킨, 포도주의 레스베라트롤, 양파의 케르세틴 등이 있다. 과일에 많이 들어 있는 플라보노이드와 콩에 많이 들어 있는 이소플라본도 폴리페놀의 일종이다.

식품첨가물의 섭취를 줄이는 조리법

식품첨가물의 섭취를 줄이려면 조리법에 신경 쓰자. 착색료, 산화 방지제, 산도(pH) 조절제 등은 찬물에 약하니 단무지, 두부, 게맛살 등은 먹기 전에 찬물에 헹구자. 또 다수의 식품첨가물은 높은 온도에 약하니 끓는 물에 살짝 데치고, 끓이거나 찬물에 헹굴 수 없는 식품을 먹어야 하거나 이미 섭취한 식품첨가물이 걱정된다면 비타민C가 풍부한 과일과 채소를 충분히 섭취하자. 그러면 체내 식품첨가물의 독성이 배출되고 영양 손실을 막을 수 있다.

음식을 먹을 때마다 식품첨가물을 섭취할까봐 불안해하면 건강 염려증이 생길 수 있다. 그럴 바엔 식품첨가물이 안 들어갔거나 최대한 적게 들어간 식품을 골라 먹자. 면역력을 지키기 위해서는 나쁜 음식을 멀리하는 것도 중요하다.

식품첨가물의 섭취를 줄이는 조리법

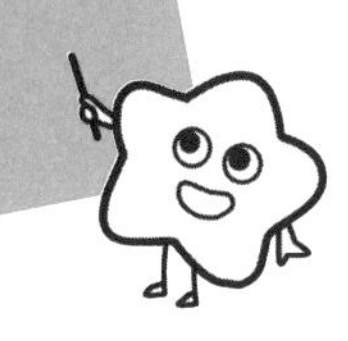

단무지

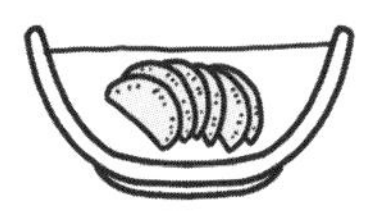

찬물에 5분 정도 담근 후 깨끗이 씻거나 식초물이나 설탕물에 담갔다가 조리한다.

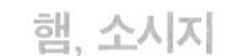

햄, 소시지

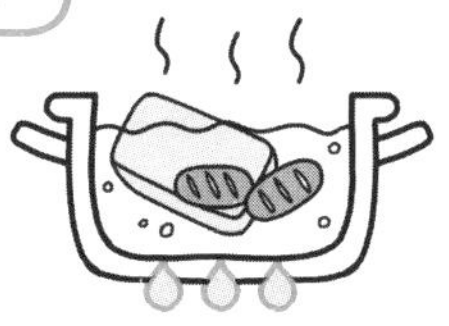

끓는 물에 살짝 데치거나 80℃ 물에 1분가량 담갔다가 조리한다.

통조림 식품

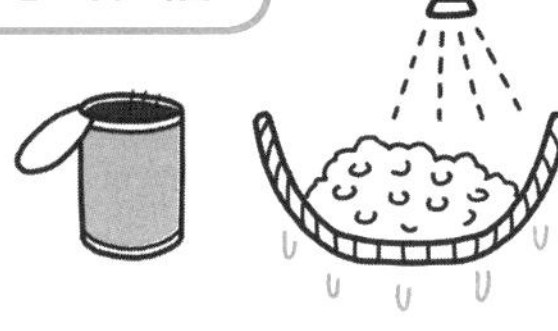

체에 밭쳐 국물을 제거한 후 흐르는 물에 살짝 헹군다.

어묵

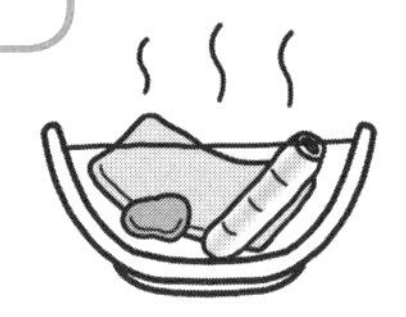

미지근한 물에 담갔다가 조리한다.

게맛살

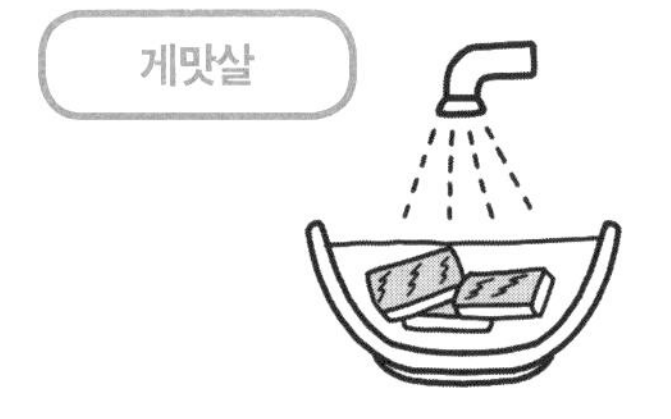

찬물에 담갔다가 흐르는 물에 씻어서 조리한다.

라면

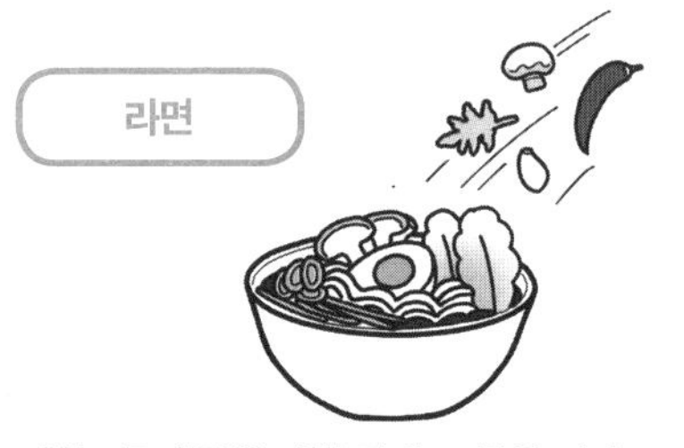

끓는 물에 면을 데친 뒤에 그 물은 버리고 조리한다. 스프는 정량보다 적게 넣고 채소를 첨가한다.

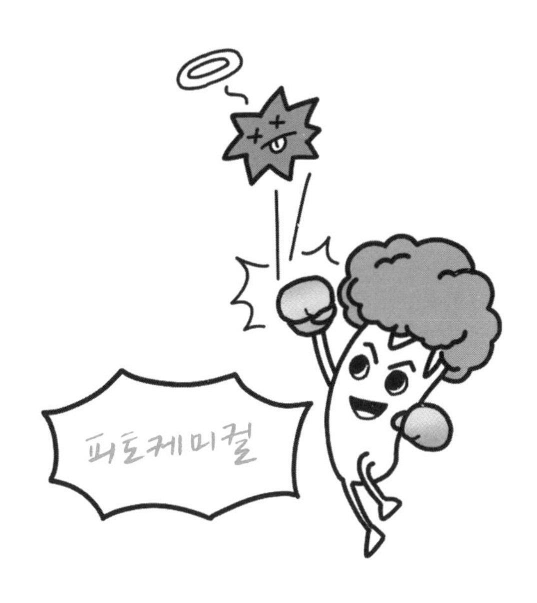

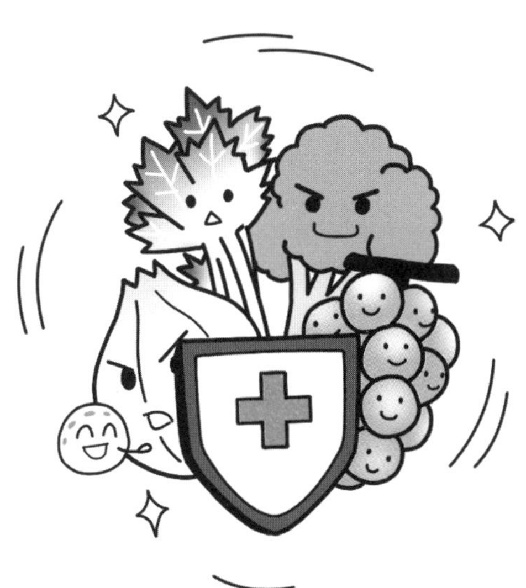

섭취한 식품첨가물을
몸속에서 빨리
배출시키는 방법은
항산화 물질인 '피토케미컬'을
충분히 먹는 것이다.
피토케미컬은
다양한 색깔의 채소와 과일,
견과류에 풍부하다.

커피와 탄산음료 중독

커피와 탄산음료의 소비가 급증하고 있다. 우리나라 사람들의 커피 섭취량은 세계 평균치의 2배를 넘어섰고, 배달음식의 증가와 함께 탄산음료의 소비도 빠르게 증가하고 있다. 탄산음료의 소비 증가율을 보면 2020년 8월 기준으로 사이다는 전년 대비 4%, 콜라는 12%나 성장했다. 탄산수나 에너지 음료 역시 전년 대비 9%, 10%가 각각 늘었다. 이는 배달음식이 다소 느끼해 청량감이 드는 탄산음료를 찾기 때문이다. 게다가 탄산음료를 물처럼 마시는 사람들이 늘어난 것도 소비 증가에 한몫을 했다.

이 둘을 다 마시는 사람들도 많다. 이런 사람들은 아침에 커피를 마시고, 식사하면서 탄산음료를 마신다. 이처럼 커피와 탄산음료가 우리의 생활 속에 깊이 파고들었지만 면역력 강화에 도움이 되는지는 제대로 살펴봐야 한다.

결론부터 말하면, 커피도 탄산음료도 면역력 강화에 큰 도움이 되지 않는다. 특히 탄산음료는 영양가가 없는 것을 넘어 체내에 있는 각종 비타민과 미네랄을 빼앗아 면역력을 방해한다. 커피는 일부 면역력에 좋은 작용을 하지만 카페인 섭취가 과도하면 각종 부작용을 일으킨다.

탄산음료는 영양가 없는 식품첨가물의 집합체

면역력 측면에서 보면 탄산음료는 '독'이나 다름없다. 그래서일까? 한 잡지사에서 의사, 약사, 영양학자 등 100명을 대상으로 '가장 피하는 음식'을 설문조사한 결과 탄산음료가 1위를 차지했다.

한마디로, 탄산음료는 각종 식품첨가물이 함유된 '식품첨가물의 집합체'다. 그 자체가 자연에서 만들어진 식품이 아니라 인간이 조합해서 만들어낸 것이다. 탄산음료에 들어간 식품첨가물은 탄산가스, 구연산, 카페인, 인산, 착색료, 착향료 등 여러 가지인데, 그중에서도 설탕을 포함한 당류가 가장 많다. 콜라 250㎖짜리 1캔에는 각설탕 7개 분량인 27g의 당류가 함유되어 있다. 이는 당류의 하루 권장 섭취량(25g)을 넘는 양이며, 하루 제한 섭취량(50g)의 절반을 넘는 양이다. 우리가 다른 음식을 통해서도 당류를 섭취한다는 점을 생각하면 콜라 1캔만 마셔도 당류의 하루 필요량을 초과하는 셈이다.

탄산음료에는 비타민과 미네랄을 비롯한 영양소가 거의 들어 있지 않다. 즉 영양은 없고 오로지 단맛만 있는 음료가 탄산음료다. 게다가 탄산음료는 체내의 영양소를 빼앗기 때문에 마시고 나면 급격히 피로감을 느끼고 계속 갈증을 느낀다. 당류가 많으니 혈당이 빠르게 오르고, 비만 · 당뇨병 · 동맥경화 등을 유발할 수 있으며, 체내 칼슘을 배출시키기 때문에 골다공증이 생길 수 있고 치아도 약해진다. 뿐만 아니라 당류와 함께 유입된 각종 식품첨가물은 체내에 축적되어 신경장애를 일으키고 과도한 염증을 유발해 면역력을 약화시킨다.[9]

에너지 음료와 커피의 과잉 섭취는 카페인 부작용을 초래

성인뿐만 아니라 중고등학생들도 많이 마시는 에너지 음료는 졸음과 피로를 쫓아주고 정신을 바짝 들게 한다는 기대감과 달리 각

성효과가 있는 카페인과 구연산, 타우린, 당류 등이 다량 섞여 있어 과잉 섭취하면 부작용을 겪을 수 있다. 특히 카페인이 100mg 이상 들어 있는데(카페인의 하루 섭취 제한량은 125mg), 카페인은 두뇌와 척수를 포함한 중추신경계를 자극해서 집중력을 키우고 피로 회복에 어느 정도 도움을 주지만 수면장애와 신경 과민, 위통, 식욕 감퇴, 피로를 가중시킬 수 있다. 이런 부작용 때문에 아르헨티나에서는 나이트클럽에서의 에너지 음료 판매를 규제하고 있으며, 호주와 노르웨이에서는 의약품으로 분류해 약국에서만 판매하고 있다.[10)]

카페인의 부작용을 생각하면 커피도 과하게 마시면 안 된다. 한국소비자원이 조사한 바에 의하면 캔커피 1캔당 카페인 함량은 68mg 정도로 하루 섭취 제한량 125mg의 절반을 넘어서는 수준이다. 이런 캔커피를 계속 마셨다가는 카페인 부작용과 중독 증상을 겪을 수 있다.

하지만 유명 커피 전문점들의 매출은 2019년 한 해만도 놀라운 성장세를 보였다. 우리나라의 커피 시장 규모는 연간 10조 원으로 추정되며, 1인당 커피 소비량은 2018년 기준 연간 353잔으로, 세계 평균 132잔을 훌쩍 뛰어넘는다.

카페인 걱정 없는 최적의 커피 타임

커피는 '마시는 양'과 '시간'이 중요하다. 카페인에 민감한 사람은 오후 1~2시에 마신 커피가 밤늦은 시간까지 숙면을 방해할 수 있기 때문에 자신이 카페인에 어느 정도 민감한지를 알고 난 후 마시는 양과 시간을 조절해야 한다.

일반적으로 카페인이 체내에서 분해되는 시간은 5시간 정도이니, 밤 11시에 잠을 자는 사람이라면 오후 6시 이후에는 커피를 마시지 않아야 한다. 또 커피의 카페인은 오후로 갈수록 그 영향력이 강해지는 경향이 있다. 예를 들어 아침이나 점심에 먹은 두 잔의 커피보다 오후에 마신 한 잔의 커피가 더 큰 영향을 미친다. 따라서 커피를 마시려면 아침이나 점심 때까지만 마시는 것이 카페인의 영향을 덜 받는 방법이다.

아침에 일어나자마자 커피를 마시는 사람도 있는데, 이 경우도 건강에 도움이 되지 않는다. 우리 몸은 잠에서 깨자마자 코티솔 호르몬을 분비해서 각성을 높이는데, 이때 커피를 마시면 커피 속 카페인으로 인해 코티솔 분비가 억제된다. 그러니 아침에 일어나서 최소 1~2시간은 코티솔이 충분히 분비되도록 기다렸다가 커피를 마시는 것이 좋다.

카페인 과잉 섭취의 부작용

머리가 지끈지끈

카페인의 과잉 섭취는 두통을 부른다. 카페인은 커피뿐만 아니라 홍차, 커피우유, 초콜릿에도 들어 있다. 따라서 이러한 음료들을 하루에 여러 잔 마시면 커피의 카페인과 상승작용을 일으켜 두통이 심해질 수 있다. 하루에 섭취하는 카페인의 양이 많다고 판단되면 카페인이 들어 있는 다른 음료의 섭취량을 줄여야 한다.

이유 없는 불안감

커피를 과잉 섭취하면 특별한 원인 없이 불안이 느껴지고, 초조함이나 신경과민 등의 증상도 생긴다. 이는 카페인이 체내의 아드레날린 분비를 촉진하기 때문이다. 한 실험에 의하면 고카페인 에너지 음료를 많이 마신 청소년의 경우 자살을 생각하는 비율이 그렇지 않은 학생에 비해 약 4배나 높은 것으로 나타났다.

가슴이 두근두근

커피는 심혈관 질환의 발병 위험을 줄여준다. 미국의 한 여성건강연구소의 연구 결과, 하루에 1~3잔의 커피를 마시는 여성은 그렇지 않은 여성에 비해 심혈관 질환에 걸릴 확률이 24%나 적었다. 하지만 그 이상으로 커피를 마시면 이유 없이 심장이 두근거릴 수 있다. 이럴 때는 커피 섭취량을 반드시 줄여야 한다.

스트레스 해소를 위한 감정적 식사

감정은 인간을 움직이는 근원적인 동력이다. 물론 모든 사람들이 그런 것은 아니지만 '홧김에' 사표를 던지는가 하면, '도저히 참을 수 없어서' 살인을 저지르기도 한다. 인간은 이성적이고 합리적인 측면도 있지만 매우 감정적이고 비이성적인 측면도 있기 때문이다.

감정은 행동뿐만 아니라 식습관에도 투영된다. 스트레스를 받으면 자극적인 음식을 먹어서 풀고, 기분이 우울하고 공허하면 달콤한 음식을 찾는다. 하지만 이러한 식습관은 감정은 위로할지언정 건강을 망치는 위험한 습관임에 틀림없다. 특히 배가 고프지 않은데 부정적인 감정으로 인해 허기를 느끼는 '가짜 배고픔'을 '진짜 배고픔'과 구별하지 못하면 과식을 하게 되고, 칼로리 과다 섭취로 몸은 비만해지고 면역력은 망가지고 만다.

가짜 배고픔이 부르는 폭식

기본적으로 먹는 것과 감정은 밀접한 관련이 있다. 밥을 배불리 먹으면 기분이 좋아지고, 허기진 상태에서는 신경이 날카로워지고 작은 일에도 짜증이 난다. 이는 특정한 사람만 느끼는 것이 아니라 누구나 경험하는 일반적인 현상이다. 여기서 문제가 좀 더 심각해지면 '우울하기 때문에', '스트레스를 받아서' 음식을 먹는다. 즉 배가 고파서 음식을 먹는 것이 아니라 감정적인 이유 때문에 음식을 먹게 된다. 이를 '감정적 식사'라고 한다.

이러한 현상은 점점 일상이 되고 있다. 미국심리학회(APA)의 연구에 따르면, 미국 성인 중 39%는 지난 한 달간 건강에 좋지 않은 음식을 과식했으며, 49%는 매주 혹은 한 달에 한 번 이상 감정적 식사를 하는 것으로 나타났다. 영어의 신조어가 이를 잘 보여준다. '셀레브레이셔널 이터(Celebrational eater)'는 특정한 기념일이나 기분이 좋은 날에 폭식을 하는 사람을 가리키고, '새드 이터(Sad eater)'는 우울함에서 벗어나기 위해 폭식을 하는 사람을 가리킨다.

심지어 '벤지풀 이터(Vengeful eater)'도 있다. 복수심에 가득 차서 많이 먹는 사람을 말한다.[11] 이런 사람들은 배고픔을 느껴서 음식을 먹었다고 하지만, 이들이 느낀 배고픔은 분명 가짜 배고픔이다.

가짜 배고픔은 호르몬의 작용에 의해 생긴다. 사람이 스트레스를 받으면 행복 호르몬인 세로토닌 수치가 떨어진다. 세로토닌이 부족해지면 두뇌에서 '배가 고프다'는 신호를 보내고 몸은 단맛이 나는 음식을 찾는데, 이때의 배고픔이 가짜 배고픔이다. 또한 스트레스를 받으면 코티솔 호르몬이 분비된다. 이 호르몬은 식욕을 억제하는 호르몬을 줄이기 때문에 다시 식욕이 돌게 만든다. 즉 스트레스 상황에서는 세로토닌의 저하와 코티솔의 증가가 복합적으로 작용해 가짜 배고픔을 느끼고 자극적인 음식을 찾는 것이다.[12]

감정적 식사를 하게 되는 또 다른 이유는 '위안'이다. 이는 스트레스와 가짜 배고픔 때문에 식사를 하는 것과는 결이 다르다. 자신감이 떨어지거나, 사회적 관계 속에서 만족감을 얻지 못할 때 자신을 위로하는 방법으로 음식을 먹는 것이다.

그렇다면 감정적 식사를 한다고 해서 도움이 될까? 사실 그 효과는 일시적이다. 잠깐은 위안을 받을 수 있고 스트레스를 풀 수도 있다. 하지만 스트레스의 원인이 해결되지 않고 그대로 남아 있기 때문에 언제든 스트레스가 재발할 수 있다. 또 음식을 다 먹은 뒤에는 그전보다 더한 공허함과 스트레스를 느껴서 감정적 식사를 반복하다가 결국 비만과 섭식장애에 걸릴 수 있다.

궁극적으로 감정적 식사는 잠시 도움이 될 수 있지만 건강과 면역력에 큰 해악을 끼친다.

가짜 배고픔을 극복하는 법

감정적 식사에서 벗어나기 위해서는 가짜 배고픔과 진짜 배고픔을 구별할 수 있어야 한다. 진짜 배가 고프면 시간이 흐를수록 더 배가 고파진다. 배에서 꼬르륵 소리가 나고, 허기졌을 때 나타나는 신체 증상이 나타나며, 특정 음식이 아닌 일반적인 식사를 하고 싶어진다. 그리고 식사를 하고 나면 만족스럽고 행복한 기분이 든다.

반면 가짜 배고픔은 음식을 먹은 지 3시간도 지나지 않았는데 다시 배가 고파진다. 스트레스를 느끼면 배가 더 고파지고, 일반적인 식사가 아닌 떡볶이나 초콜릿 등 자극적인 음식이 먹고 싶어진다. 그리고 식사를 마치고 얼마 지나지 않아 공허해진다. 가짜 배고픔은 대체로 오전 11시, 오후 3시, 오후 9시쯤 나타난다.

가짜 배고픔을 이겨내는 최고의 방법은 운동이다. 가짜 배고픔이 생기는 본질적인 이유는 스트레스로 인해 행복 호르몬인 세로토닌이 저하되고 스트레스 호르몬인 코티솔이 상승했기 때문이므로 그 반대의 작용을 이끌어낼 수 있다면 문제는 극복될 수 있다. 이에 가장 좋은 방법이 운동이며, 물을 마시는 것도 한 방법이다.

만약 물을 마시고 20분이 지났음에도 여전히 배가 고프다면 진짜 배고픈 것이고, 그렇지 않으면 가짜 배고픔이다. 가짜 배고픔을 도저히 이길 자신이 없다면 견과류, 토마토처럼 자극적이지 않은 식품을 일부러라도 먹어야 한다. 스트레스 상황에서 자극적인 음식을 먹으면 그 자체로 중독되기 때문에, 자극적인 음식을 먹고 싶은 욕구는 참고 입맛을 건강한 음식에 길들일 필요가 있다.

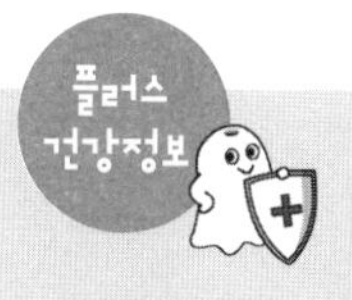

폭식하지 않는 방법

폭식은 장 건강을 빠르게 망가뜨린다는 점에서 절대로 해서는 안 된다. 더군다나 단맛이 강한 음식을 폭식하면 장 건강이 더 나빠진다. 캐나다 앨버타 대학교의 매드슨 교수의 연구에 따르면, 생쥐는 당분이 많은 음식을 이틀만 먹어도 대장염에 걸릴 위험성이 높아지는 것으로 나타났다. 장은 인체의 면역력을 좌우하는 핵심 기관이기 때문에 대장염이 생겼다는 것은 면역력에도 심각한 문제가 생겼다는 것을 의미한다. 폭식을 줄이는 방법은 다음과 같다.

폭식의 원인 찾기

폭식은 감정적인 요인에 의해 시작된다. 불안, 우울 등 통제력을 잃은 감정이 시작되면 폭식도 함께 찾아온다. 따라서 폭식하고 싶은 상황의 감정을 면밀히 관찰해서 그런 감정이 느껴지면 다른 행동을 함으로써 그 감정을 잊을 수 있도록 해야 한다.

무엇을 얼마나 먹었는지 기록하기

폭식을 할 때 자신이 무엇을 얼마만큼 먹었는지를 확인할 필요가 있다. 정상적인 식사를 할 때와 폭식할 때 먹는 음식의 종류와 양을 적어두면 자신의 폭식 패턴을 알 수 있고, 얼마나 많이 먹는지에 대한 경각심도 일깨울 수 있다.

최대한 천천히 먹기

정상적인 식사든 폭식이든 음식을 빨리 먹을수록 더 많이 먹게 된다. 음식을 먹기 시작하고 20분 후부터 포만감이 드니 비록 폭식의 감정에 휘둘리더라도 최대한 천천히 먹겠다는 의지를 가져야 한다.[13]

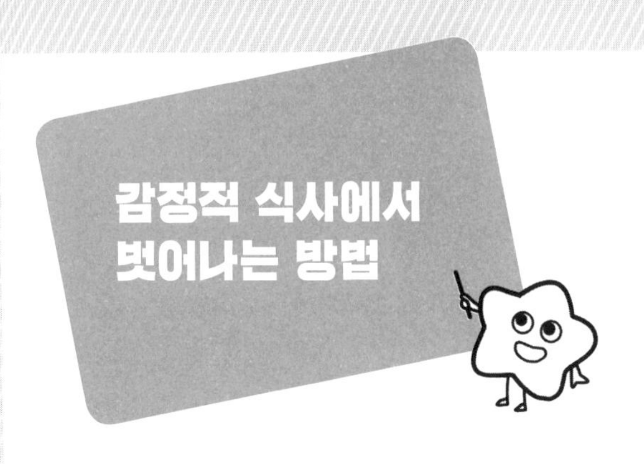

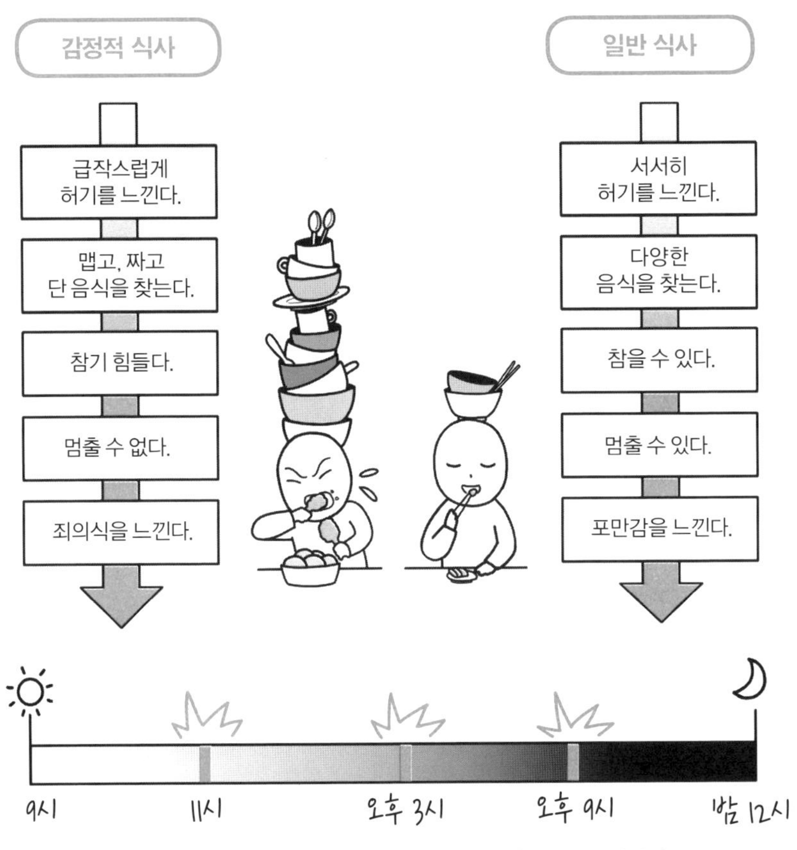

가짜 배고픔은 대체로 오전 11시, 오후 3시, 오후 9시에 나타난다.

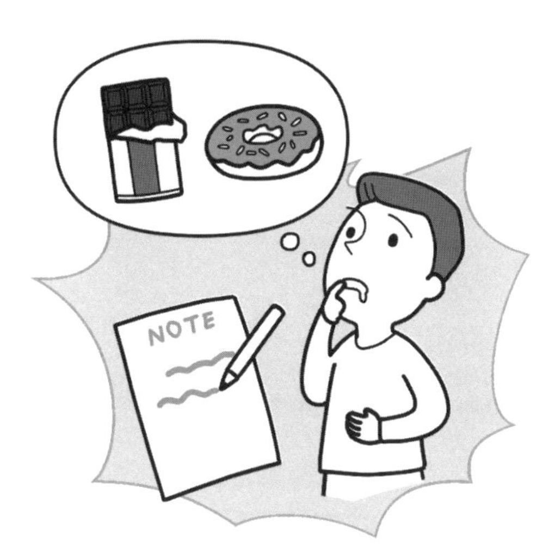

지금 배가 고픈가?
당장 무얼 먹고 싶은가?
지금 어떤 감정을 느끼는가?
감정과 먹는 것을 분리해보자.
그러면 진짜 배고픔인지,
가짜 배고픔인지 구별할 수 있다.

가짜 배고픔을 이겨내는
최고의 방법은 운동이다.
물, 견과류, 토마토와 같은
식품을 먹는 것도
가짜 배고픔을 극복하는
효과적인 방법이다.

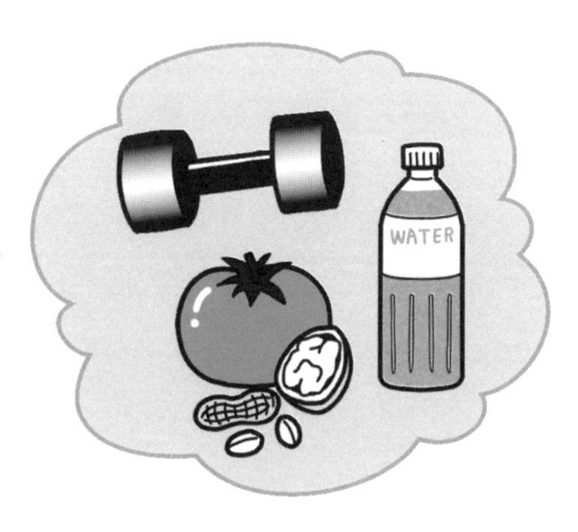

약물 과다 복용

젊을 때는 약물에 의지할 일이 별로 없지만 40대가 되고 50대, 60대가 되면 몸의 특정 부분이 약해지면서 약물에 의지하는 경우가 생긴다. 2018년 국민건강보험공단의 조사 결과에 따르면 우리나라 65세 이상의 노인들은 하루에 평균 5.3가지의 약물을 복용하고 있다고 한다. 5가지 이상의 약물을 복용하는 노인들도 82%에 이른다. 호주의 43%, 일본의 36%에 비해 높은 수치다. 이 정도면 대부분의 노인들이 최소 1가지 이상의 약물을 복용하고 있다고 할 수 있다.

그러나 약물은 주로 화학물질로 만들어지기 때문에 우리 몸에 들어오면 '이물질'이 되어 항상성을 크게 손상시키고, 체내에 독성물질로 남게 된다. 또 교감신경을 지나치게 활성화해 몸에 스트레스를 준다. 게다가 약물을 과다 복용할 경우에는 그에 따른 영양 결핍이 생기고 면역력이 떨어지는 부작용이 있으니 가급적 약물 복용을 줄이는 것이 좋다. 어쩔 수 없이 약물을 먹어야 한다면 반드시 약물에 의해 결핍되는 영양소를 영양제로 보충해야 한다.

한꺼번에 여러 약물을 처방하는 이유

병원에서는 기본적으로 '다제 병용 요법'이라는 원칙 하에 약물을 처방한다. 한 가지 약물로 인한 부작용을 막는 약물을 함께 쓰는 것이다. 예를 들어, 진통제를 복용하면 통증은 멈출 수 있지만 위장장애가 생길 수 있으니 병원에서는 진통제와 위 통증을 억제하는 제산제를 함께 처방한다.[14] 그러면 약물을 두 배로 먹는 셈이며, 약물에 의한 부작용도 두 배로 늘어날 수 있다.

미국에서는 매년 200만 건 정도의 약물 부작용 사례가 보고되고 있으며, 이 중에서 10만 건 정도는 약물 부작용으로 인한 사망 사례다. 모두 정상적인 방법으로 처방된 약물을 먹고 생긴 일이다. 우리나라에서도 5가지 이상의 약물을 동시에 복용하는 경우 사망 위험이 25%나 늘어나는 것으로 보고되고 있다.

약물이 빼앗는 영양소 보충하기

특정 약물을 오랜 기간 복용하면 특정 영양소가 결핍될 수 있다. 이를 전문적인 용어로 '드럭 머거(Drug Muggers)'라고 한다. 복용하는 약물이 체내에 있는 영양소를 고갈시키는 것을 의미한다. 더 큰 문제는 드럭 머거로 인해 또 다른 질병이 유발될 수 있다는 점이다.

드럭 머거에서 벗어나는 가장 좋은 방법은 약물의 과다 복용을 멈추는 일이지만, 건강상의 문제로 그렇게 할 수 없다면 약물로 인해 손실되는 영양소를 별도로 충분히 보충해야 한다.

예를 들어 혈압약을 장기간 복용하는 사람이라면 몸에서는 칼슘, 마그네슘, 칼륨, 아연 등의 미네랄이 부족해질 수 있고 코엔자임Q10(CoQ10)도 고갈될 수 있다. 코엔자임Q10은 '젊음의 효소'라고 불리는 항산화제다. 만약 이런 영양소를 제때 보충해주지 않으면 노화, 골다공증, 피로, 성기능 저하 등의 증상이 생길 수 있다. 혈압약 중에서 베타차단제 계열의 혈압약은 멜라토닌의 합성을 방해하기 때문에 장기간 복용하면 멜라토닌이 부족해져 불면증이 유발될 수 있다.[15)]

당뇨약 중 메트포르민 성분은 장내 점막의 기능에 이상 증상을 유발할 수 있다. 그 결과 비타민B12의 흡수가 제대로 이루어지지 않아 팔과 다리에 무력감이 생길 수 있고 손발이 따끔거리는 증상이 생긴다. 그러니 메트포르민 계열의 당뇨약을 복용하고 있다면 반드시 비타민B12를 보충해야 한다.

짜고 매운 식습관 때문에 위장약을 복용하는 사람들이 많은데, 위장약 역시 장기간 복용하면 위와 장을 건강하게 유지하는 산도가 불균형해지고, 영양 흡수도 제대로 이루어지지 않는 등 문제가 생긴다. 그 결과 빈혈, 영양 결핍, 두뇌 기능 저하 등의 부작용을 겪을 수 있다.[16)]

주의해야 할 약물 상호작용

약물 부작용은 그 증상이 서서히 나타나기 때문에 약물의 부작용이 있는지조차 알 수 없는 경우가 많다. 그러나 어떤 약물이든 면역력을 떨어뜨릴 만큼 부작용이 크다는 점을 인식하고 약물 복용 이외의 방법을 찾아 건강을 유지해야 한다.

또 하나 주의해야 할 점은 '약물 상호작용'이다. 일상에서 먹는 음식이 약물과 만나서 그 약물의 효과를 증폭시키거나 떨어뜨리고, 특정 영양소의 흡수를 막는 현상을 말한다.

몇 가지 예를 들면, 소염진통제, 항우울증약을 복용할 때는 커피를 마시지 말아야 한다. 카페인에는 중추신경계를 흥분시키는 성분이 있는데, 이 약물들에도 비슷한 성분이 들어 있어 둘을 함께 섭취하면 약효가 지나치게 증폭되기 때문이다. 위장약, 피임약, 항생제는 카페인의 분해를 막는 물질이 포함되어 있어 체내에서 카페인이 자연스럽게 분해되지 못해 불면증이 생기거나 심장이 두근거릴 수 있다. 철분이나 칼슘이 들어 있는 약, 소화효소제, 비타민을 섭취할 때는 녹차 섭취를 가급적 줄여야 한다. 녹차의 탄닌 성분이 철분의 흡수를 방해하기 때문이다. 천식 치료를 받는 사람은 숯불에 고기를 구워 먹어서는 안 된다. 천식 치료제 성분이 숯불에 구운 고기와 만나면 약효가 약화된다.

약물로 인한 만성적인 영양 결핍이나 약물 상호작용은 전문적인 내용이라 일반인이 자세히 알기는 쉽지 않으니 약물을 복용할 때는 반드시 약사와 상의해야 한다.

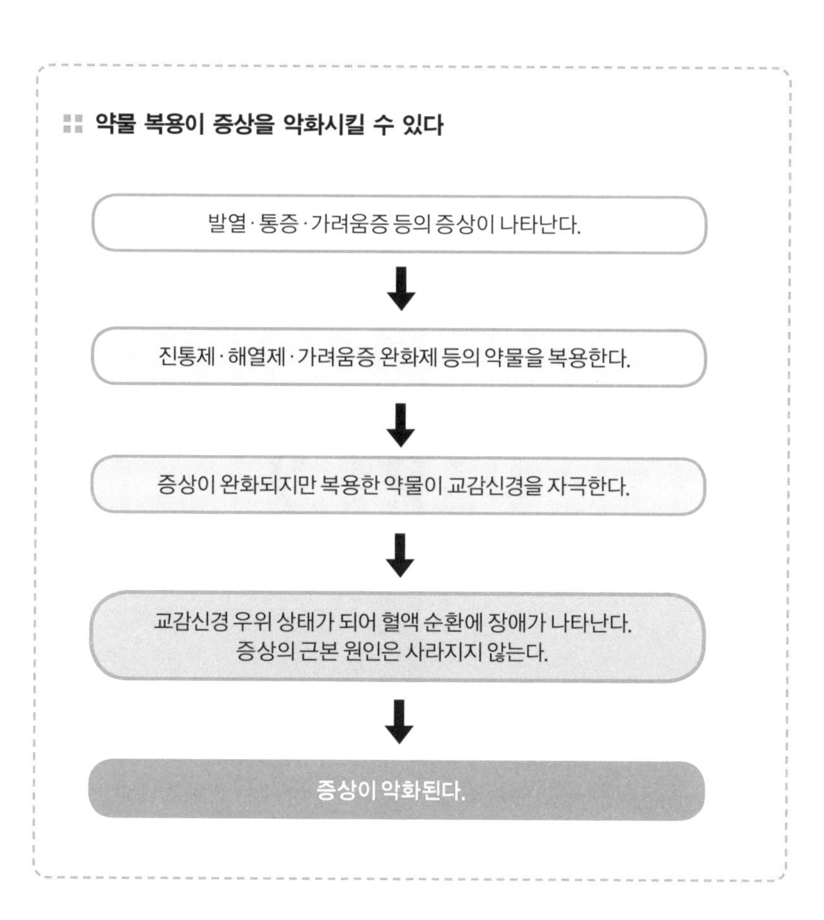
약물 복용이 증상을 악화시킬 수 있다
발열·통증·가려움증 등의 증상이 나타난다.
진통제·해열제·가려움증 완화제 등의 약물을 복용한다.
증상이 완화되지만 복용한 약물이 교감신경을 자극한다.
교감신경 우위 상태가 되어 혈액 순환에 장애가 나타난다.
증상의 근본 원인은 사라지지 않는다.
증상이 악화된다.

PART 2

면역력을 높이는 **식습관 들이기**

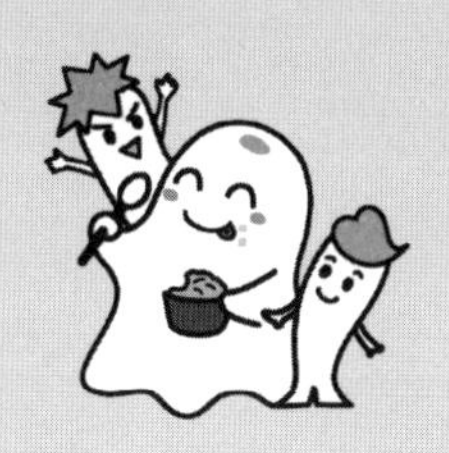

아무리 면역력에 좋은 음식도 계속 그것만 먹으면 편식이 된다. 그렇다고 해서 면역력에 좋은 10가지 음식을 한꺼번에 먹으면 영양 과잉이 될 수 있다. 면역력을 높이는 식습관을 지키는 가장 효과적인 방법은 매일 차리는 '세끼 식단'에서 영양의 균형을 맞추는 것이다. 탄수화물, 지방, 단백질을 중심으로 비타민과 미네랄, 식이섬유가 골고루 들어간 식단이라면 면역력을 지키는 최고의 밥상이 된다. 식단을 구성할 때 알아두면 도움이 되는 내용들을 살펴보자.

식습관의 영향을 받는 자율신경계의 작용

면역력은 자율신경계의 균형에 의해 좌우된다. 자율신경계의 교감신경과 부교감신경이 서로 엎치락뒤치락 조화와 균형을 이루어야 면역력이 유지된다. 만약 교감신경이 우위인 상태가 지속되거나, 혹은 부교감신경이 우위인 상태가 지속되면 면역력은 급격히 떨어진다.

자율신경계는 우리가 의식적으로 조절하지 못한다. 자율신경계의 작용은 인체가 처한 환경에 따라 변하는 것이지, 의지나 노력으로 변화되지 않기 때문이다. 어두운 공간에 들어가면 동공이 커지고, 맛있는 음식을 보면 입에 침이 고이고, 자동차가 자신을 향해 달려오는 것을 보면 재빨리 몸을 움츠리거나 피하는 것처럼 몸이 반사적으로 하는 행동들이 자율신경계에 의한 조절 작용이다.

무의식적인 콘트롤 타워, 자율신경계

자율신경계 중에서 교감신경은 스트레스 상황에서 인체를 조절한다. 우리 몸이 위급한 상황에 있는 것과 같은 스트레스를 받으면 교감신경이 혈액을 근육 쪽으로 빠르게 보내 근육을 수축시키고 비상 상황에 재빨리 대응할 수 있게 해준다. 부교감신경은 인체의 이완과 관련이 있다. 스트레스가 없는 편안한 상태에서 근육을 이완하고 마음까지 편안하게 해준다. 즉 자율신경계는 생명 유지를 위한 무의식적인 콘트롤 타워다. 우리가 의식하지 않아도 알아서 상황에 맞게 조절을 해 건강을 유지시킨다. 활동 범위는 꽤 넓어서 방광, 생식기, 소장, 대장, 위, 췌장, 간, 신장, 심장, 폐, 눈, 침샘의 기능에 관여한다.

일상에서 교감신경과 부교감신경의 조절 작용을 가장 직접적으로 느낄 수 있는 상황은 추운 겨울에 집 안에 있다가 갑자기 밖으로 나갔을 때다. 옷을 따뜻하게 입었어도 찬바람이 교감신경을 자극해 몸이 긴장하고 움츠러든다. 반대로 집 안으로 들어오면 따뜻한 기운이 부교감신경을 자극해 자신도 모르게 움츠렸던 몸이 펴지고 마음도 여유로워진다.

음식을 섭취할 때도 자율신경계가 영향을 받는다. 예를 들어 식사 속도가 매우 빠르면 교감신경이 우세해진다. 특히 스트레스 상황에서는 신경이 예민해져 있고 근육도 긴장한 상태이기에 식사를 여유롭게 하지 못하고 음식을 대충 씹고 급하게 먹기 마련이다. 어떤 경우에는 밥을 먹고 소화시킬 새도 없이 곧바로 일을 하러 가기도 한다. 이런 상태에서는 교감신경이 우세해져 소화 기능이 제대로 작용하지 못한다. 이런 식습관은 면역력을 낮추는 행위다.

부교감신경이 지나치게 우세해도 문제가 생긴다. 이런 경우에는 먹는 것에 흥미나 의욕이 생기지 않아 끼니를 거르는 경우가 많다. 그러면 당연히 영양이 결핍되고 몸도 허약해진다. 또 운동을 거의 하지 않기 때문에 활력도 떨어진다.

좋아하는 음식으로 알아보는 자율신경계의 상태

그러면 나의 자율신경계 상태는 어떨까? 자율신경계의 상태를 알 수 있는 가장 간단한 방법은 평소에 자주 먹는 음식이 무엇인지를 알아보는 것이다. 사람마다 좋아하는 음식이 다른데, 육류를 좋아하는 사람은 대체로 교감신경이 우세하며, 채소를 좋아하는 사람은 부교감신경이 우세하다.

육류는 굽거나 튀겨서 먹는 경우가 많고 소금, 후추, 양념장 등과 함께 먹어 맛이 자극적인 반면, 채소는 그 자체로는 별 맛이 없고 자극적이지 않다. 자극적인 맛은 교감신경을 우세하게 만들고, 자극적이지 않은 맛은 부교감신경을 우세하게 만든다. 만약 자극적이지 않은 맛의 음식을 여유롭게 먹을 수 있는 사람이라면 부교감신경이 우세해 어느 정도 마음의 여유가 있다고 볼 수 있다.

그러니 자신의 식습관을 되돌아보면서 섭취가 부족한 음식은 보충하고 편식에서 벗어나야 한다. 그러면 교감신경과 부교감신경이 균형을 이루고, 그 영향으로 면역력이 강화된다.

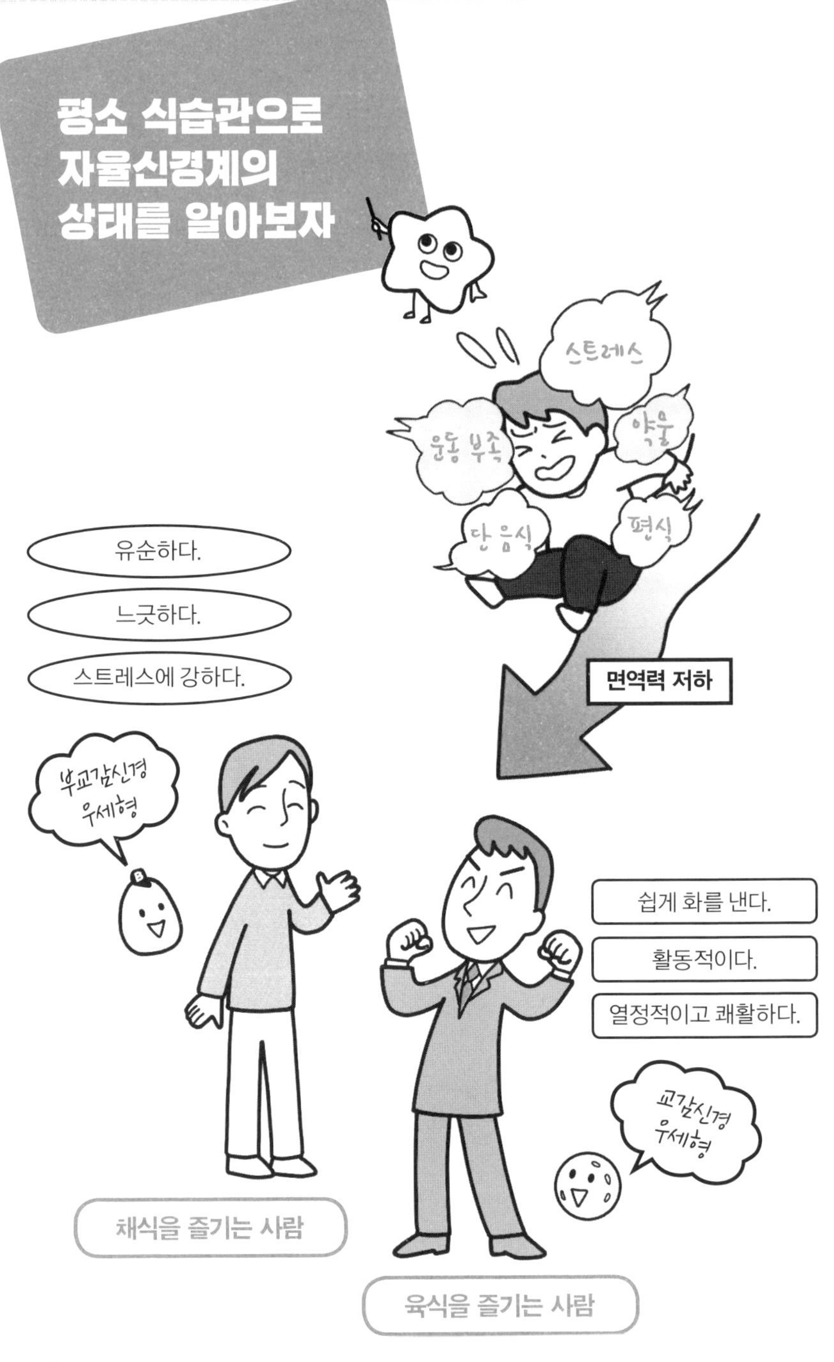
평소 식습관으로
자율신경계의
상태를 알아보자
스트레스
약물
운동 부족
단 음식
편식
면역력 저하
유순하다.
느긋하다.
스트레스에 강하다.
부교감신경
우세형
쉽게 화를 낸다.
활동적이다.
열정적이고 쾌활하다.
교감신경
우세형
채식을 즐기는 사람
육식을 즐기는 사람

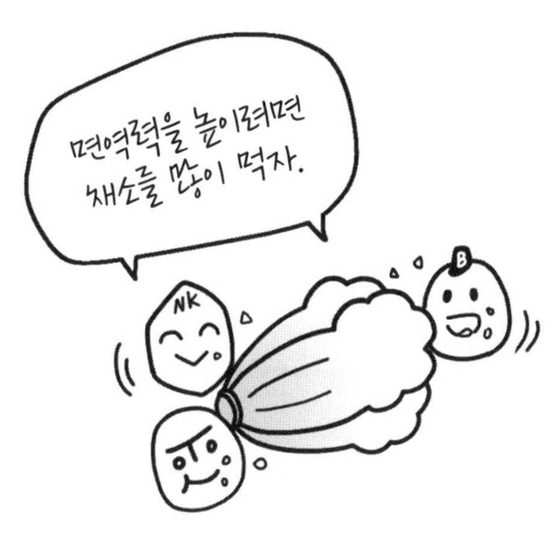

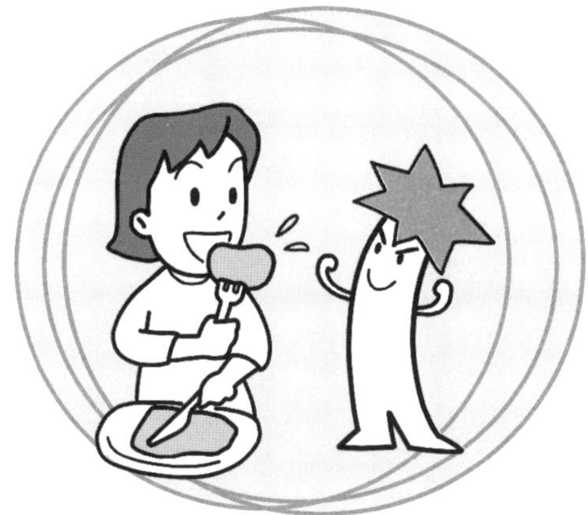

육류 중심의 식생활은
교감신경을
우세하게 만든다.

채식을 하고, 음식을
꼭꼭 씹어 먹으면
부교감신경이 우세해져
소화가 잘된다.

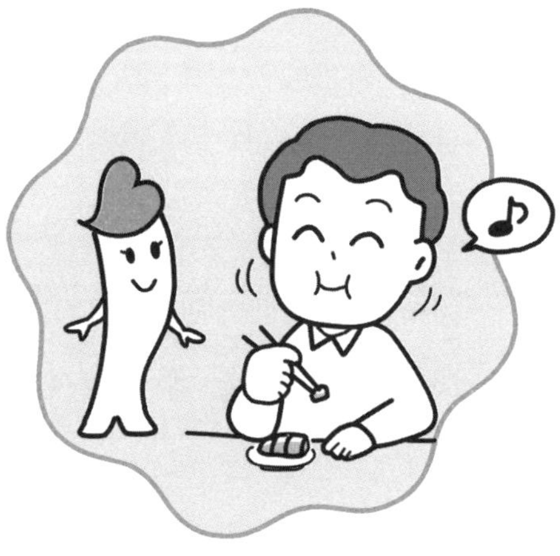

음식물이 에너지로 바뀌는 원리

우리 몸은 에너지를 기반으로 활동하고 일상을 영위하므로 끊임없이 에너지가 공급되어야 한다.

우리 몸에 에너지를 공급하는 방법은 두 가지다.

첫째, 음식물로 흡수한 포도당을 곧바로 분해하는 '해당(解糖) 과정'을 통해 에너지가 생산된다. 여기에는 산소가 이용되지 않는다. 이를 '혐기성 에너지 생산'이라고 한다.

근육은 두 가지로 구별되는데 흰빛이 강한 근육을 백색 근육이라 하고, 붉은빛이 강한 근육을 적색 근육이라고 한다. 백색 근육은 빠르고 순발력 있는 힘을 낼 수 있고, 적색 근육은 지구력과 같이 장기적으로 발휘하는 힘을 만들어낸다. 이 중에서 백색 근육은 해당 과정을 통해 생산된 에너지를 활용해 빠르고 순발력 있게 힘을 낸다.

둘째, '세포의 발전소'인 미토콘드리아에서 일어나는 TCA 회로(시트르산 회로)와 전자전달계에서 에너지가 생산된다. 이 과정에는 반드시 산소가 있어야 한다. 이렇게 만들어진 에너지는 두뇌, 심장, 골격근을 이루는 적색 근육에 사용되어 지구력을 발휘하게 한다. 이 과정은 '호기성 에너지 생산'이라고 한다.

미토콘드리아는 쾌적한 조건에서는 활동을 잘하지만, 스트레스로 인해 교감신경이 계속 우세하거나, 체온이 정상 범위를 벗어났거나, 산소 공급이 충분히 이루어지지 않으면 제대로 활동하지 못한다. 그러면 결국 면역력이 떨어져 암이 발생한다. 따라서 미토콘드리아가 잘 활동할 수 있는 조건을 만들어준 후 균형 잡힌 식단을 유지해야 한다. 그러면 세포에 에너지가 원활히 전달되고 섭취한 영양소들이 제 역할을 하게 된다.

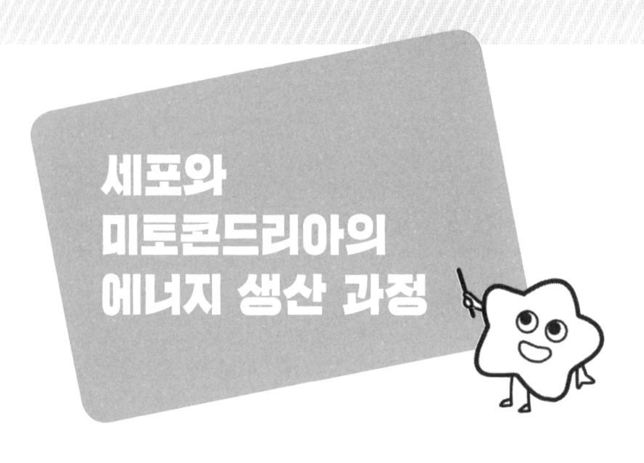

세포와 미토콘드리아의 에너지 생산 과정

세포와 미토콘드리아의 에너지 생산 과정

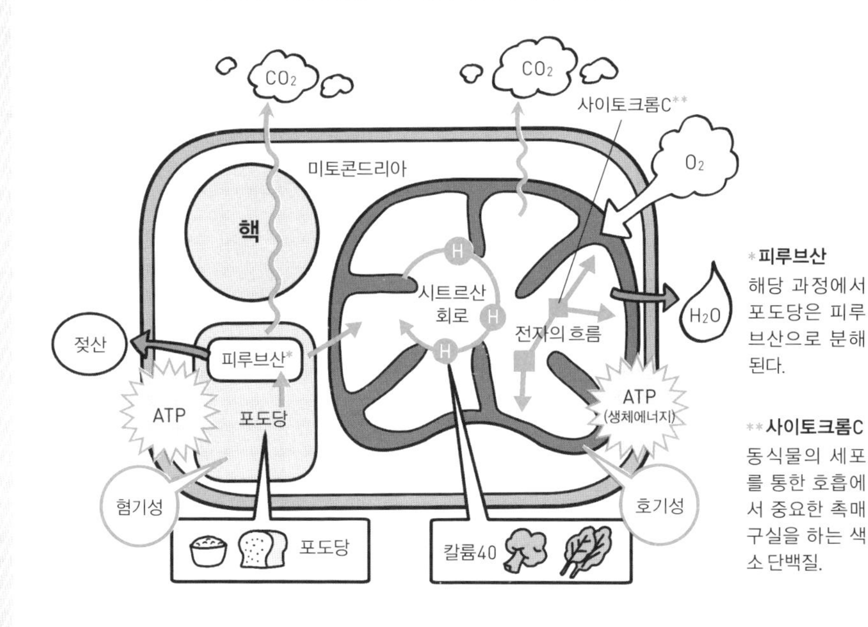

* **피루브산**
해당 과정에서 포도당은 피루브산으로 분해된다.

** **사이토크롬C**
동식물의 세포를 통한 호흡에서 중요한 촉매 구실을 하는 색소 단백질.

■ 베이징올림픽에서 화제가 되었던 S사의 수영복에 이런 효과가 있다니…

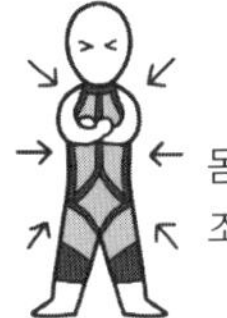

몸을 꽉 조인다.

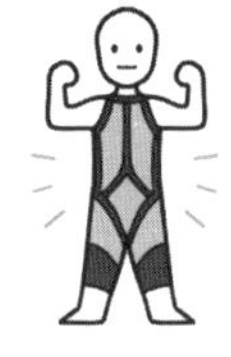

혈액 순환이 잘되지 않는다.
→'혐기성' 해당 과정에 의해 에너지가 생산된다.

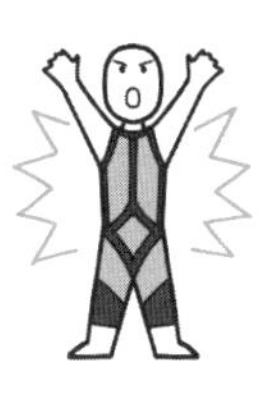

순발력이 발휘된다.

혐기성 에너지와
호기성 에너지 생산이
조화를 이루어야
건강해지는구나!
1
세포
에너지
2

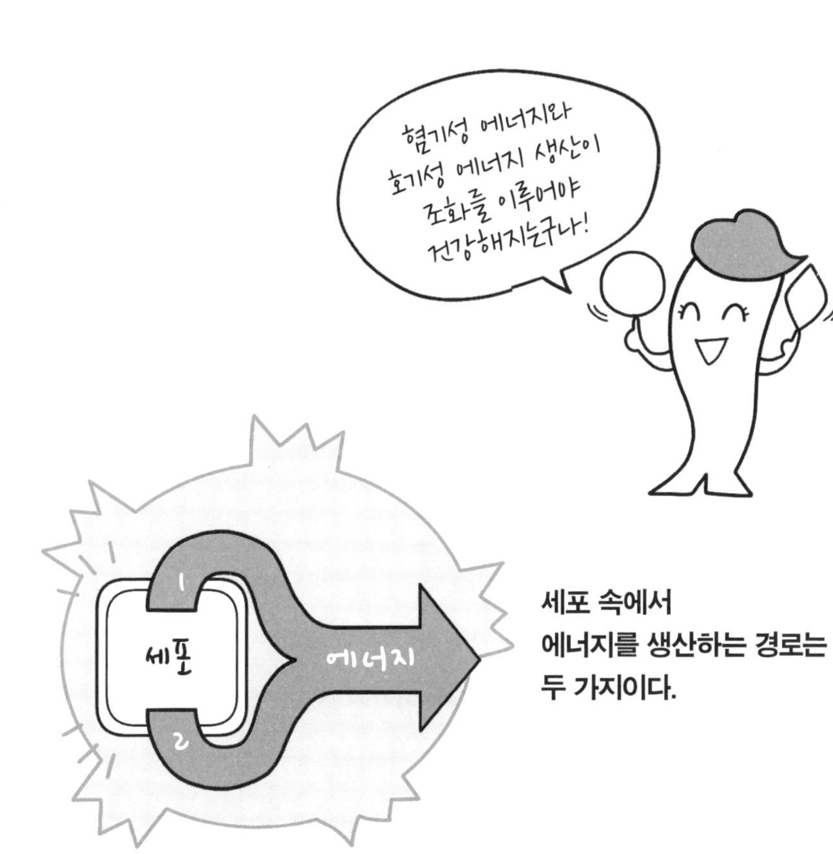

세포 속에서
에너지를 생산하는 경로는
두 가지이다.

어릴 때는
해당 과정에 의한
에너지 생산이 우세해서
순발력이 좋고,
나이가 들면
미토콘드리아에 의한
에너지 생산이 우세해져서
지구력이 좋다.

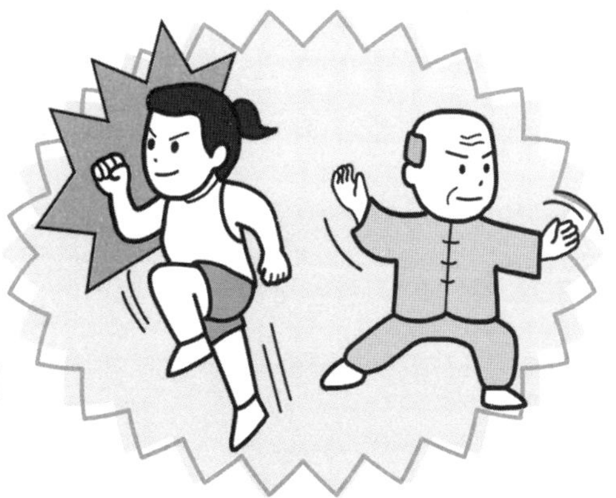

전체식품으로 얻는 생명 에너지

현대인의 식습관 중 가장 큰 문제는 섭취하는 칼로리에 비해 미네랄과 식이섬유의 섭취량이 부족하다는 점이다. 한마디로 '균형 잡힌 영양소의 섭취'가 제대로 이루어지지 않고 있다. 이 문제를 해결할 수 있는 방법은 현미, 콩, 깨, 잔새우, 뼈째 먹는 생선과 같은 '전체식품(통곡물, 통해산물)'을 섭취하는 것이다.

전체식품은 생명 유지에 필요한 영양소가 꽉 차 있다는 특징이 있다. 어느 식품이든 일부분만 먹으면 그 식품에 함유된 영양소 중 일부만 섭취하는 셈이다. 예를 들어 생선의 몸통만 먹으면 내장이나 뼈에 함유된 영양소를 섭취하지 못하고, 이를 보충하기 위해 별도로 영양소를 섭취해야 한다. 그러나 전체식품을 먹으면 이런 영양의 불균형을 걱정하지 않아도 된다.

면역력을 높이고 생명력도 얻는 전체식품들

현미와 같은 통곡류는 매일 먹는 것이 좋다. 표피와 배아를 제거하지 않은 현미에는 단백질, 미네랄, 식이섬유 등 각종 영양소가 균형 있게 함유되어 있어 면역력 강화의 1등 공신이라고 할 수 있다. 만약 현미의 식감이 딱딱하고 거칠어서 거부감이 들거나, 위와 장이 약해서 현미를 먹었을 때 설사를 한다면 현미보다 훨씬 단맛이 나고 식감이 부드러운 발아현미부터 먹으면 된다. 밀, 귀리, 보리는 백미에 10~20% 정도 섞어서 먹으면 좋고 기장, 조, 율무 등의 잡곡도 백미 혹은 현미에 섞어 먹으면 좋다.

각종 콩류 역시 식물의 종자로서 싹을 틔우는 데 필요한 에너지와 양질의 당질, 단백질, 비타민, 미네랄, 식이섬유 등 온갖 영양소들이 빼곡하게 들어 있다. 또 과산화지질의 생성을 억제하는 사포닌을 함유하고 있으며, 콩에 들어 있는 단백질(대두 단백질)은 혈중 콜레스테롤을 낮추고 심혈관 질환을 효과적으로 막아준다.

깨는 완성된 음식에 장식처럼 뿌리는 경우가 많지만, 식물의 종자로서 콩 못지 않게 영양소가 풍부한 식품이다. 깨 성분의 절반은 지질인데, 이는 불포화지방산으로 혈액에 함유된 지질의 균형을 바로잡아 동맥경화를 예방해준다. 깨 성분의 약 20%를 차지하는 단백질은 인체에 필요한 다양한 필수 아미노산을 함유하고 있다. 이 외에도 활력과 젊음을 유지할 수 있게 해주는 비타민E, 비타민B군, 철분, 칼슘도 함유하고 있다. 식이섬유도 풍부해서 깨 2큰술 정도면 우엉 50g에 해당하는 식이섬유를 섭취할 수 있다.

뼈째 먹는 생선과 잔새우도 전체식품에 해당한다. 전갱이, 열빙어, 멸치는 양질의 단백질과 칼슘이 들어 있는 '영양의 보고'다. 껍질에는 키틴질이라고 하는 동물성 식이섬유도 함유되어 있다. 멸치는 견과류와 함께 하루에 30g 정도를 간식으로 먹으면 필요한 칼슘과 비타민D를 섭취할 수 있다.

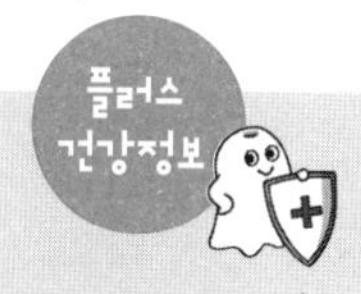

현미밥 맛있게 짓기

1. 볼에 현미를 담고 물에 가볍게 씻는다. 부드러운 현미밥을 원하면 손바닥으로 꾹꾹 눌러가면서 힘을 주어 씻는다. 그러면 현미 표면에 상처가 나 현미가 물을 쉽게 흡수한다.

2. 적어도 1시간 이상, 가능하면 8~9시간 정도 물에 불린다. 그동안 현미가 상하지 않도록 3시간에 한 번 정도 물을 갈아주는 것이 좋다.

3. 불려둔 쌀을 체에 밭쳐서 물기를 뺀 뒤 밥을 짓는다.

전기밥솥에 밥 짓기 : 밥솥에 쌀을 넣고 백미로 밥을 지을 때만큼의 물을 부어 밥을 짓는다. 부드러운 현미밥을 원한다면 20% 정도 물을 더 붓는다. 밥이 다 되면 주걱으로 재빨리 뒤섞는다.

냄비에 밥 짓기 : 되도록 바닥이 두꺼운 법랑냄비나 다층구조 냄비를 사용한다. 옹기솥을 사용하면 더 맛있는 현미밥을 지을 수 있다. 씻기 전의 현미 용량보다 1.2배 정도 되는 물을 붓고 뚜껑을 덮어 뜨거운 김이 나올 때까지 약한 불로 가열한다. 끓어오르면 중간 불로 1분 정도 가열하고, 약한 불로 줄여서 40분 정도 더 가열한다. 현미밥이 맛있게 지어졌다면 게 구멍 같은 구멍들이 생길 것이다. 주걱으로 재빨리 뒤섞어준 뒤 뚜껑을 덮고 10분 정도 뜸을 들인다.

발아현미밥 짓기

발아현미는 물에 오래 불리지 않고 가볍게 씻어 바로 밥을 지어도 맛있다. 또 원하는 비율만큼 백미와 섞어 백미밥을 짓듯 밥을 지어도 된다. 밥물을 잡는 요령은 기본적으로 백미밥을 지을 때와 비슷하다.

전체식품에는 생명 에너지가 깃들어 있다

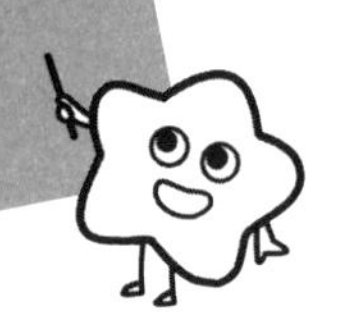

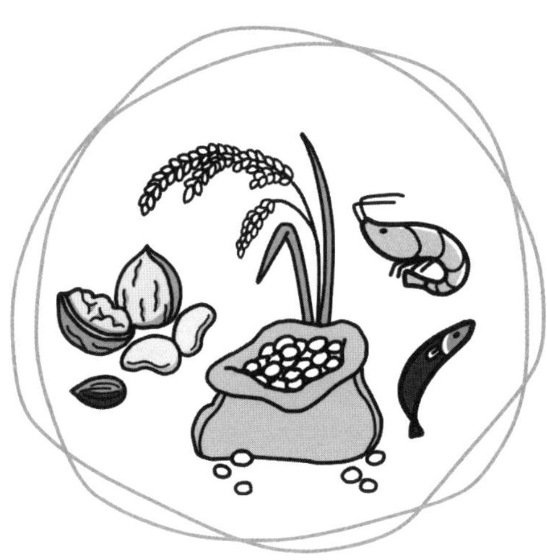

현미, 콩, 견과류,
뼈째 먹는 생선처럼
전체를 다 먹는
식품을 고른다.

싹을 틔우는
생명력을 지닌 현미에는
면역력을 키우는
다양한 영양소가 함유돼 있다.

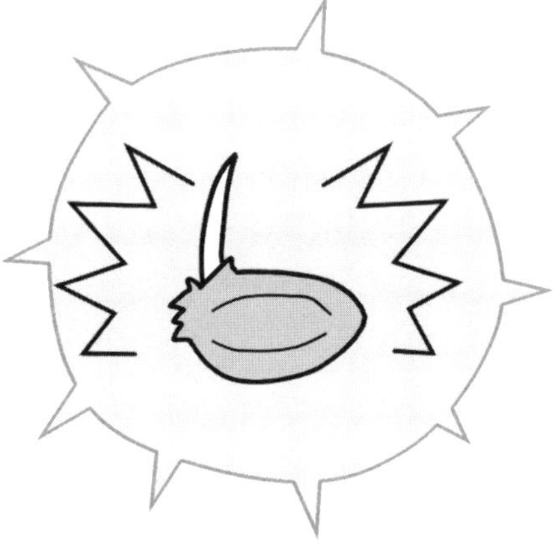

전체식품을 먹으면 반찬의 가짓수가 적어도 영양을 고루 섭취할 수 있다.

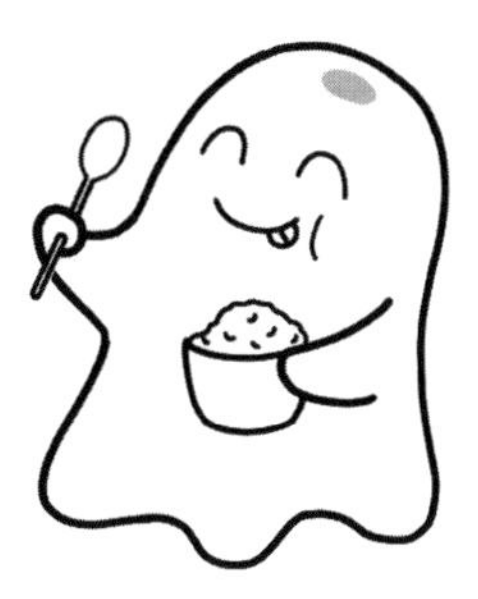

현미와 백미의 영양가 비교

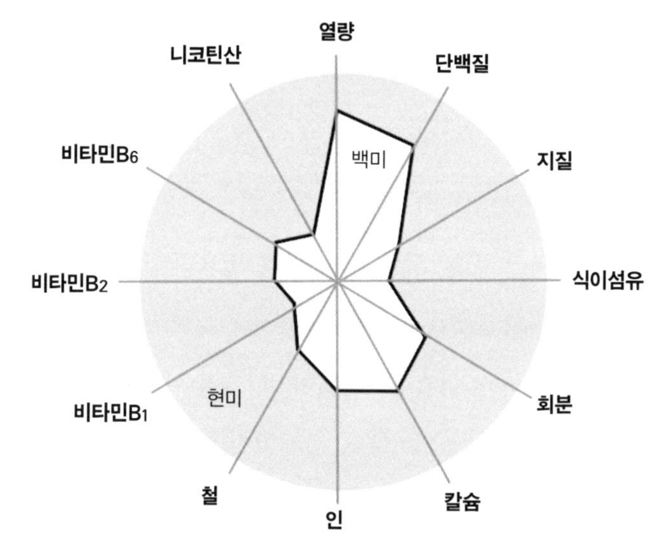

현미의 영양가를 100%로 했을 때 백미의 영양가

현미와 백미의 차이

배아
배유
겨
현미

배유만 남았다.
백미

적당한 염분 섭취로 건강 지키기

과도한 염분 섭취는 심혈관 질환을 일으키는 주범으로 알려져 있지만 적당한 염분 섭취는 생명 유지에 꼭 필요하다. 우리 몸에 염분이 부족하면 면역체계가 치명타를 입는다. 가장 먼저 위산이 제대로 분비되지 않아 소화불량, 위궤양, 피로감, 불면증이 생긴다. 음식을 너무 싱겁게 먹으면 물을 마시지 않게 되어 탈수 증상이 생기고, 체액도 탁해지며, 숙변과 요산이 쌓여서 다양한 질병에 걸릴 수 있다. 체액은 1% 이상, 혈액은 3% 이상 염도를 유지해야 하는데, 체액에서 염분이 10% 정도만 부족해도 사망에 이른다.

우리 몸에서 염분은 살균, 방부, 조혈, 정혈 등의 작용으로 장내 독소를 제거하고 염증을 잡는다. 그렇기 때문에 염분이 부족하면 각종 질병에 걸릴 가능성이 높아진다. 이는 절인 식품을 생각하면 이해하기 쉽다. 소금에 절여놓은 식품은 쉽게 부패하지 않는다. 또한 배추를 씻을 때 물로 씻으면 농약이 50% 정도 줄어들지만 소금에 절여서 씻으면 86%가 줄어든다. 다만 이런 유익은 합성된 나트륨(정제소금)이 아니라 천연소금, 즉 천일염을 먹을 때 얻을 수 있다. 게다가 천일염에는 각종 미네랄이 풍부해 우리 몸에 좋은 작용을 한다.[17)]

염분은 하루 5g 미만으로 섭취하면 걱정 없어

그러나 염분은 '적당량'만 섭취해야 한다. 세계보건기구(WHO)가 권장하는 하루 염분 섭취량은 5g이며, 이는 티스푼으로 2.5스푼 정도다. 그 이하의 양을 섭취하면 건강에 위협이 되지 않지만, 그 이상의 양을 섭취하면 소금은 독이 되어 우리 몸을 공격한다. 전 세계 18개국에서 8년 동안 성인 9만 4,000명을 대상으로 조사했더니 염분 섭취량이 5g 이상인 경우에는 심혈관 질환과 뇌졸중 위험이 높아졌다.

하지만 염분을 과잉 섭취했더라도 과일, 채소, 유제품, 감자, 칼륨이 풍부한 음식을 함께 먹으면 그 위험성이 줄어든다.[18)]

효소가 살아 있는 발효식품 먹기

발효식품은 발효와 숙성 과정을 거치면서 미생물의 작용이 더해진 식품으로, 식재료 고유의 영양 성분은 물론 미생물이 만든 영양소와 유효 성분까지 함께 들어 있어 소화가 잘될 뿐만 아니라 독특한 감칠맛과 풍미가 난다. 발효 과정에서 생기는 아미노산과 핵산이 식품의 맛을 더욱 근사하게 만들어주기 때문이다. 또 효소가 살아 있기 때문에 면역력을 한층 강화시켜준다.

발효식품은 보존성이 높다는 장점이 있다. 유익한 미생물이 증가해서 부패균이 억제되기 때문이다. 효소가 살아 있는 대표적인 발효식품으로는 절임식품, 김치, 요구르트, 된장, 낫토(생청국장) 등이 있다.

채소를 발효시킨 절임식품과 김치

절임식품은 식품을 장기간 보존하기 위해 배추, 갓, 무, 오이 등 다양한 채소를 소금 또는 식초 · 술지게미 · 쌀겨에 밑절임하여 발효시킨 식품이다. 발효 과정에서 영양가가 높아지고, 미생물의 작용으로 장에 좋은 유산균이 많이 만들어지는 등 유익한 기능이 강화된다.

김치는 우리나라의 대표적인 전통 발효식품이다. 김치는 비타민과 미네랄이 풍부한 배추를 소금에 절인 뒤에 각종 양념과 다양한 채소를 섞어 발효시킨 식품이다. 배추를 기본으로 무, 젓갈, 고추, 파, 마늘, 생강, 과일 등 다양한 부재료가 들어가고 지역에 따라 갈치와 명태 등의 생선이 들어가기 때문에 여러 가지 영양소를 고루 섭취할 수 있다. 또한 다양한 재료들이 발효되면서 영양가가 더 높아지고 맛도 좋아져 감칠맛과 시원하고 달콤새콤한 맛이 난다.

김치에는 카로틴, 식이섬유, 페놀성 화합물과 같은 생리활성 물질들도 함유되어 있어서 항산화, 항암, 고혈압 예방 등에 좋다. 또 김치 10g에 1억~10억 마리의 미생물과 13가지의 유산균이 들어 있어 장 건강에도 좋은 작용을 한다.

우유를 발효시킨 요구르트

요구르트는 우유에 유산균을 첨가해 발효시킨 식품이다. 장내 유익균을 늘리기 위해서는 유당과 유산균이 동시에 필요한데, 발효 과정에서 정장 작용을 하는 성분이 만들어져 장의 기능을 활발하게 해주고 변비를 해소한다. 그 결과 부교감신경이 활성화되어 면역력 강화에도 도움이 된다.

요구르트는 요리에도 활용할 수 있다. 요구르트를 가열하면 유산균은 죽지만 식이섬유의 기능은 그대로 남아 있다.

콩을 발효시킨 된장과 낫토

콩을 발효시킨 된장은 영양이 풍부하고, 발효 과정에서 생성된 비타민의 신진대사 촉진 효과로 인해 면역력 강화에 도움을 준다. 콩은 날것 상태에서는 소화가 잘되지 않는데, 콩을 발효시키면 유산균, 효모, 황국균의 작용으로 분자가 작아지면서 소화 흡수율이 증가한다.

낫토(생청국장) 역시 콩을 발효한 것으로 콩에 함유된 비타민, 이

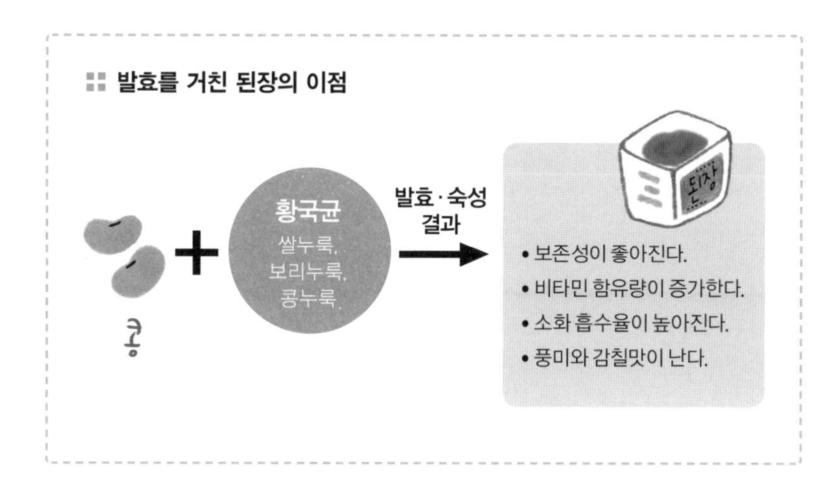

소플라본, 사포닌은 물론 양질의 단백질과 비타민B군, 식이섬유가 우리 몸에 흡수되기 좋은 상태로 변해 소화 흡수율이 좋다. 낫토의 끈적끈적한 물질에 함유된 낫토키나제는 혈전을 용해해 혈액 순환을 돕고, 비타민K_2는 충분한 칼슘을 제공해 뼈를 튼튼하게 만들어 준다. 뿐만 아니라 낫토는 강한 항균 작용을 통해 장내 유해균을 제거하고 유익균을 늘려서 면역력을 강화한다.

장 건강을 위해 식이섬유 섭취하기

장 건강은 면역력과 직결된다. 면역세포의 70~80%가 장 점막에 몰려 있어서 장이 건강하지 않으면 면역력을 제대로 유지하지 못한다.

장 건강에 좋은 영양소로는 식이섬유가 으뜸으로 꼽힌다. 장내 미생물의 생태계 환경을 건강하게 만들고 중성지방, 혈중 콜레스테롤을 체외로 배출하기 때문이다. 그 결과 지방간, 고지혈증, 동맥경화 등 각종 만성질환의 완화에도 도움이 된다.

하지만 우리 몸은 그 무엇이든 과잉 섭취하면 부작용을 일으킨다. 식이섬유가 몸에 좋다는 말만 믿고 무조건 많이 섭취하면 오히려 질병을 키울 수 있다.

두 가지 식이섬유와 그 특징

식이섬유에는 수용성 식이섬유와 불용성 식이섬유가 있다. 수용성 식이섬유는 장에서 용해되는 식이섬유로 미역, 다시마, 사과, 바나나 등에 함유되어 있다. 불용성 식이섬유는 장에서 용해되지 않고 배출되는 식이섬유로 버섯, 고구마, 감자, 현미, 팥, 대두 등에 함유되어 있다.

이 두 가지 식이섬유는 장에서 하는 역할도 다르다. 수용성 식이섬유는 위와 장에서 젤처럼 끈적거리는 형태로 바뀌어 변을 부드럽게 만들어준다. 불용성 식이섬유는 장내 노폐물과 수분 등을 흡수해 변의 부피를 늘리고 배변 양을 늘린다. 장 건강은 이 두 가지 작용이 결합돼야 최적의 상태가 된다. 배변 양만 많아지면 변비의 원인이 되고, 배변 양이 많지 않은 채 부드럽기만 하면 충분한 양의 배변을 할 수가 없다. 그리고 불용성 식이섬유를 섭취할 때 장내 수분이 충분하지 않으면 불용성 식이섬유가 수분을 모조리 흡수해 변이 딱딱해질 수 있다.

경련성 변비일 경우에는 특히 주의해야 한다. 경련성 변비는 지나친 긴장감 때문에 대장이 수축해서 변을 통과시키지 못하는 증상이다. 이럴 때 변의 부피를 늘리는 불용성 식이섬유를 섭취하면

복부팽만감과 복통을 느끼고 결국 대장을 더 자극해 변비가 악화된다. 이럴 때는 불용성 식이섬유가 아닌 수용성 식이섬유를 섭취해야 한다.

식이섬유 섭취에 주의해야 하는 경우

식이섬유가 풍부한 채소들은 소화효소로는 분해되지 않기 때문에 많이 씹어야 한다. 그러면 저작–소화–배설 작용이 천천히 진행되면서 부교감신경이 활성화되고 혈액 순환이 좋아져 체온이 올라간다. 게다가 식이섬유는 우리 몸에 있는 이물질과 유해 성분을 흡착해서 변과 함께 배출되기 때문에 장내 유익균이 늘어나고 면역력이 강화된다.

하지만 식이섬유도 하루 권장량을 지켜서 섭취해야 부작용이 생기지 않는다. 한국영양학회가 제시한 기준에 따르면, 하루에 성인 남성은 25g, 성인 여성은 20g 정도의 식이섬유를 섭취하는 것이 좋다. 만약 50~60g 이상으로 과잉 섭취하면 몸에 꼭 필요한 성분인 철분, 칼슘까지 흡착해 배설해버린다. 그러면 미네랄이 결핍되어 빈혈이나 골다공증의 위험성이 커진다. 또 식이섬유가 장내에

너무 많으면 아예 장을 막아버리기도 한다. 이때는 가스가 많이 발생한다.

아이들은 식이섬유를 지나치게 섭취하지 않도록 주의해야 한다. 아이들은 대체로 채소를 좋아하지 않아서 부모들이 일부러 먹이려고 하는데, 문제는 식이섬유의 섭취가 포만감을 부른다는 점이다. 식사량이 충분하지 않은 상태에서 채소를 먹어 포만감이 들면 다른 음식을 덜 먹게 되고, 그 영향으로 영양 섭취가 부족할 수 있다. 아이들의 식이섬유 하루 섭취 권장량은 1~2세는 10g, 3~5세는 15g, 6~11세는 15~20g이다. 양배추 100g에 약 8g 정도의 식이섬유가 함유되어 있으니 참고해서 채소의 섭취량을 조절하면 된다.

장 질환이 있는 사람들도 식이섬유 섭취에 주의를 기울여야 한다. 식이섬유가 대장에서 분해되면 수소, 탄산가스 등이 배출되는데, 장이 건강한 사람이라면 이 정도는 별 무리 없이 인체에서 처리하지만 장 질환이 있는 사람은 이 정도의 가스마저 장에 자극이 될 수 있다. 특히 과민대장증후군이 있는 사람이라면 증상이 악화될 수 있다.

식이섬유가 풍부한 식품들

식이섬유가 많이 들어 있는 대표적인 식품은 채소다. 채소는 포만감을 주어 과식을 막음으로써 다이어트에 도움이 되고, 베타카로틴 등의 항산화 물질이 풍부해서 면역력 저하의 원인이 되는 체내 산화를 막아준다. 비타민C의 함유량도 많아서 세포를 젊고 싱싱하게 유지해준다. 특히 녹황색 채소에는 비타민A가 풍부해 피부와 안구 점막의 신진대사를 높여주고 외부 자극에 대한 저항력을 길러준다. 거기다 미네랄과 육류에 없는 항산화 물질을 충분히 함유하고 있다.

수용성 식이섬유가 많이 들어 있는 식품은 해조류다. 톳, 미역, 김, 다시마 등에는 바다에서 얻어지는 다양한 미네랄 성분인 칼슘, 철, 아이오딘(요오드), 나트륨, 마그네슘, 칼륨이 함유되어 있다. 무엇보다 해조류는 교감신경을 강화하는 나트륨과 결합되어 배설을 촉진함으로써 유해 성분이 체내로 흡수되는 것을 막아준다. 과도한 나트륨(정제소금) 섭취는 고혈압의 원인이 되지만, 해조류에 함유된 나트륨은 고혈압 예방과 개선에 도움이 된다. 또 장내 세균의 균형을 바로잡아주어 혈중 콜레스테롤을 안정적으로 만든다.

그런데 이 내용과 반대되는 연구 결과가 있다. 미국의 〈간호사 건강연구(Nurses Health Study)〉 학회지에 미국의 간호사 8만 8,000명을 대상으로 식이섬유의 섭취량과 대장암 발병 비율을 조사한 연구 결과가 실렸는데, 놀랍게도 '식이섬유가 건강에 도움이 되지 않는다'는 내용이었다. 특히 이 실험에서는 다른 변수들을 통제하고 오로지 식이섬유의 섭취량만 늘렸는데 유의미한 건강 증진 효과가 없었던 것이다.[19] 이러한 연구 결과에 대해 '식이섬유 자체가 중요한 것이 아니라 식이섬유가 함유된 식품에 들어 있는 다른 이로운 물질이 우리 몸에 유익한 작용을 한다'고 분석한 전문가도 있

식이섬유가 풍부한 식품들

	특징	효능
버섯류	불용성 식이섬유가 풍부하다. 소화관 내에서 소화액 등의 수분을 흡수해 팽창함으로써 변의 부피를 늘리고 부드럽게 만든다. 비타민D가 많고 칼로리가 낮다.	변이 장에 머무르는 시간이 줄어서 결과적으로 대장암의 예방에 도움이 된다. 면역 기능을 강화하고 혈중 콜레스테롤도 개선한다. 다이어트 중에도 부담 없이 섭취할 수 있다.
해조류	수용성 식이섬유가 풍부하다. 미네랄이 풍부하고 칼로리는 낮다. 다시마, 미역, 김 외에 우뭇가사리로 만든 한천도 식이섬유가 풍부하다.	당분이나 염분의 흡수를 늦추고 콜레스테롤의 흡수를 억제해 당뇨병, 고혈압, 동맥경화의 예방과 개선에 도움이 된다. 다이어트에도 효과적이다.
채소류	불용성 식이섬유, 비타민과 미네랄의 공급원이다. 채소의 선명한 색깔에도 건강 유지에 도움이 되는 항산화 물질이 함유되어 있다.	장내 콜레스테롤이나 염분을 배출한다. 녹황색 채소에는 신진대사를 활발하게 하는 베타카로틴이 많고, 담황색 채소에는 면역 호르몬을 증가시키는 성분이 풍부하다.

지만, 이 연구 결과가 맞더라도 식이섬유 섭취는 매우 중요하다. 식이섬유가 몸에 좋든 식품에 함유된 다른 물질이 우리 몸에 좋은 작용을 하든, 결론은 '건강에 도움이 된다'이니까.

식이섬유가 장 건강에 좋다고 해서 '식이섬유를 많이 먹어야 건강해진다'는 강박에 시달릴 필요는 없다. 식사를 할 때 김치 이외에 채소 반찬, 과일, 통곡물을 꾸준히 섭취만 해도 장 건강과 면역력을 지킬 수 있다.

식이섬유의 효과를 높이는 장 건강 운동

식이섬유의 효과를 제대로 보려면 식이섬유를 적당히 섭취하고 운동을 병행해야 한다. 일반적으로 운동은 관절 건강과 심폐 기능, 근육 발달에만 도움이 될 것 같지만 장 건강에도 적지 않은 도움이 된다. 바닥에 누운 상태에서 다리를 90도로 올렸다 내리거나, 바닥에 누운 채 무릎을 구부린 뒤 허리를 들어 올리는 운동도 좋다.

하루 3분 장 건강 운동법

■ 바닥에 누워 다리 들기

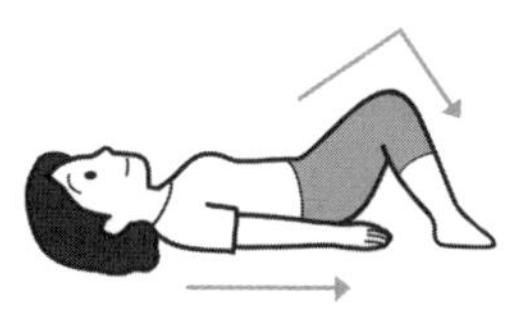
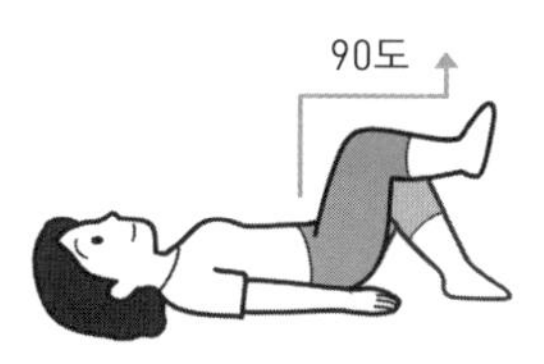

1. 바닥에 누워 무릎을 구부린다. 허리는 바닥에 지긋이 붙인다.
2. 한쪽 다리를 천천히 90도로 들었다 내린다. 허리가 바닥에서 떨어지지 않게 주의한다.
3. 한 동작씩 천천히, 양쪽을 번갈아가며 1분간 반복한다.

■ 바닥에 누워 허리 들어 올리기

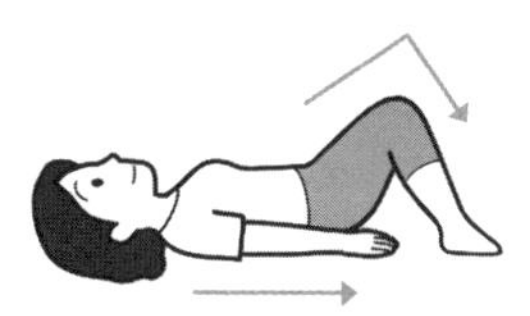
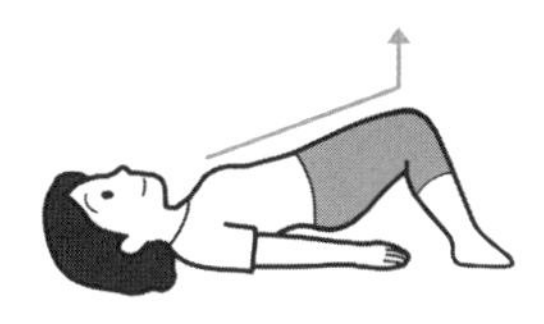

1. 바닥에 누워 무릎을 구부린다. 허리는 바닥에 붙이고, 괄약근을 조인다.
2. 척추의 아래쪽 허리부터 천천히 상체를 들어올린다. 등이 바닥에서 떨어지는 마지막 동작에서 엉덩이에 힘을 준다.
3. 척추의 위쪽부터 천천히 상체를 내려준다. 이 과정을 천천히 1분간 반복한다.

■ 바닥에 엎드려 무릎 들었다 내리기

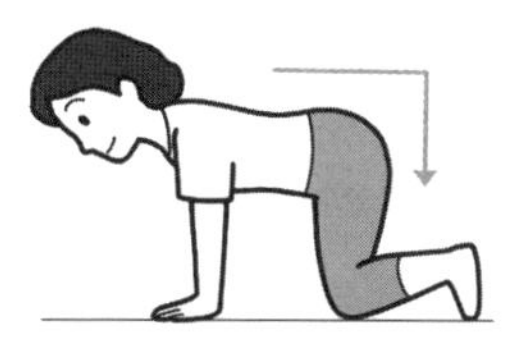
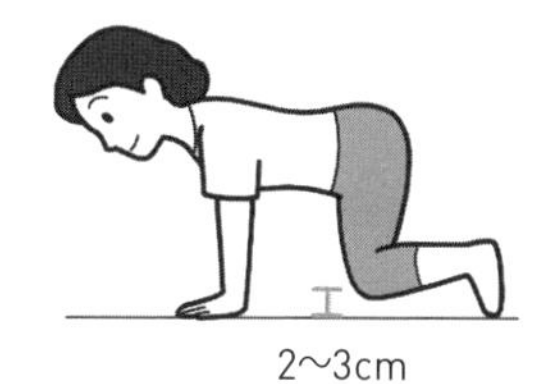

1. 바닥에 엎드려 기어가는 자세를 만든다.
2. 양무릎을 2~3cm 들었다 내린다.
3. 이 동작을 천천히 1분간 반복한다.

(출처 : '장 건강을 책임지는 1초 간단 하루 3분 운동', 건강이 곧 자유다, T-Health, 2018년 9월 20일)

규칙적인 배변은 건강의 척도

음식물이 위와 장을 거쳐 소화·배설되는 과정은 부교감신경이 주관한다.

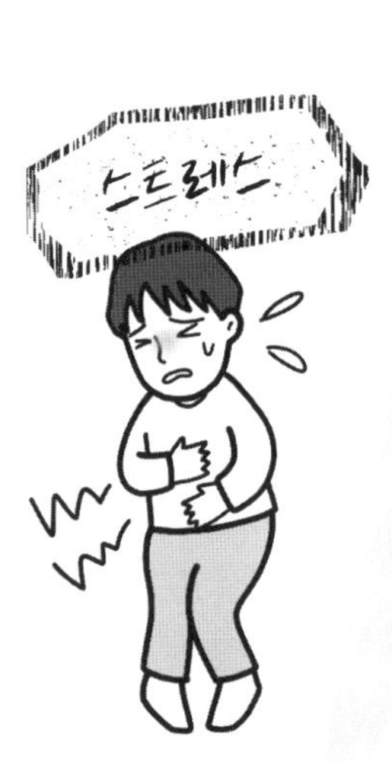

스트레스로 인해 과민대장증후군을 앓는 사람이 많아지고 있다.

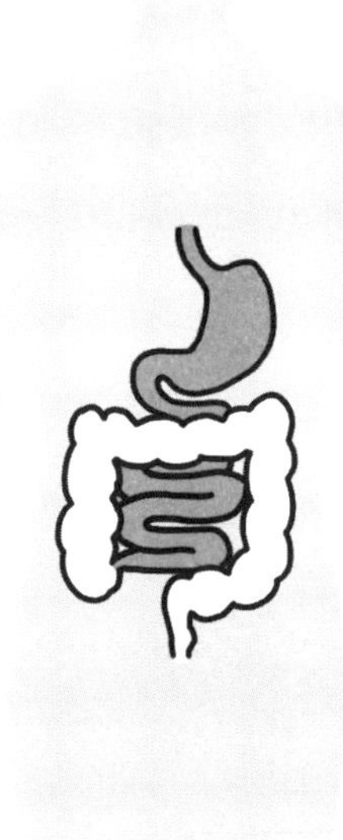

스트레스

스트레스로 교감신경이 계속우세하면 변비가 생긴다.

양질의 수면과 규칙적인 배변은 몸도 마음도 편하다는 증거다.

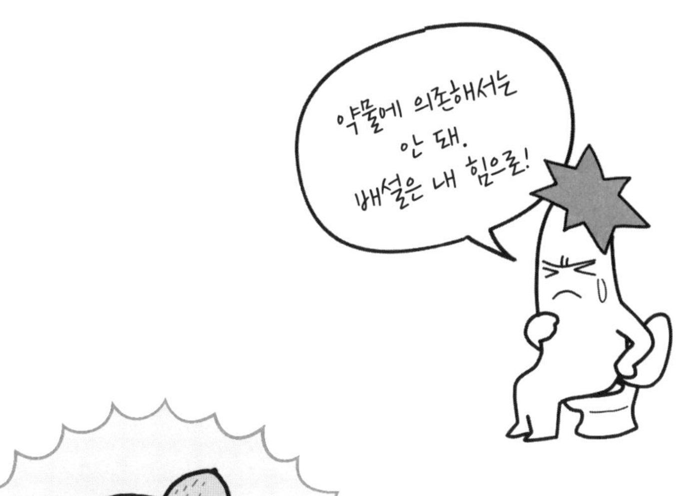

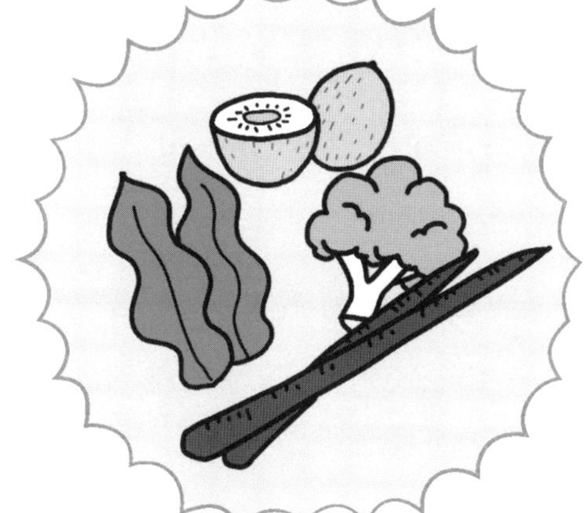

변비는 설사보다
몸에 더 나쁘다.
식이섬유가 풍부한
채소와 과일, 해조류를 먹고
적절한 운동을 하면
변비를 예방할 수 있다.

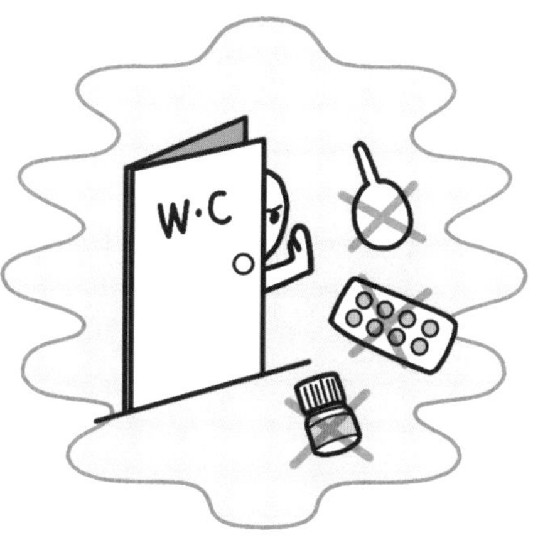

설사를 할 때는
지사제 등의 약물에
의존하기보다
따뜻한 물을 충분히
마시는 것이 증상 완화에
도움이 된다.

질 좋은 단백질과
질 좋은 지방 섭취하기

단백질(아미노산)은 면역에서 항체를 만드는 주요 성분이며, 효소와 호르몬 구성에도 반드시 필요한 영양소다. 근육과 결합조직 등 인체 조직을 구성하고, 체액의 산-염기의 균형 유지에도 도움을 준다. 따라서 질 좋은 단백질을 섭취하는 것은 건강 유지에 매우 중요하다.

건강에 신경 쓰는 사람들 중에는 육류를 기피하면서 "육류는 그 자체로 발암물질이다"라고 주장하는데, 사실 아미노산을 기준으로 판단하면 동물성 단백질이 식물성 단백질보다 더 우수하다. 그러나 육류에는 식물성 단백질보다 포화지방이 더 많다는 단점이 있다. 포화지방은 실온에서 고체화되는 성질로 인해 혈관에 쌓일 가능성이 높아 심혈관 질환을 일으키는 주요 요인이 되기도 한다.

질 좋은 단백질을 건강하게 섭취하는 법

본래 육류는 질 좋은 단백질 식품이지만 동물을 키우는 과정에서 항생제를 주입하고, 기름에 굽거나 튀기는 등 유해물질이 발생하는 조리법에 의해 우리 몸에 해로운 식품으로 변하는 경우가 많다. 육류를 건강하게 섭취하려면 돼지고기는 수육으로 먹고, 닭고기는 가슴살을 먹는 것이 좋다. 특히 닭 가슴살은 소고기와 비슷한 수준의 단백질과 나이아신, 셀레늄 등을 함유하고 있으면서 지방은 적어 체중 감량에도 도움이 된다.

육류 외에 질 좋은 단백질 식품으로 달걀흰자가 있다. 달걀흰자에는 단백질이 약 60% 이상 함유되어 있으며 칼로리는 매우 낮다. 흰살 생선인 대구와 도다리에도 100g당 63g의 단백질을 비롯해 칼륨, 마그네슘, 셀레늄 등의 미네랄이 들어 있다. 새우에도 질 좋은 단백질과 항산화제 역할을 하는 아스타잔틴, 철, 인, 구리, 셀레늄이 함유되어 있다.

식물성 단백질은 잎채소, 씨앗류, 콩류, 견과류, 통곡물 등에 풍부하다. 이 식품들을 섭취하면 식물의 유익한 성분인 피토케미컬도 함께 섭취하게 돼 항산화 작용과 세포 손상 억제 효과를 볼 수 있다.

필수 아미노산 중에서 한두 가지라도 부족하면 단백질이 몸에서

제 역할을 못 한다. 그러니 동물성 단백질과 식물성 단백질 중 어느 한쪽만 섭취하기보다는 동물성 단백질과 식물성 단백질을 비슷한 비율로 섭취하는 것이 이상적이다. 다만 심혈관 질환이 있는 경우에는 식물성 단백질의 섭취를 늘려야 한다.

좋은 지방과 나쁜 지방

흔히 지방을 비만의 원인이라고 생각하지만, 우리 몸에 지방이 없으면 생명을 유지할 수 없다. 3대 필수 영양소 중에서도 지방은 가장 많은 에너지를 낸다.

지방은 '좋은 지방'으로 불리는 불포화지방과 '나쁜 지방'으로 불리는 포화지방으로 나뉘는데, 포화지방 역시 체온을 유지하고 외부 충격으로부터 우리 몸을 보호하는 역할을 하기에 우리 몸에 없어서는 안 되는 물질이다. 하지만 과잉 섭취하면 혈관과 혈액에 치명적인 영향을 주어 심혈관 질환의 가능성을 현저히 높인다. 포화지방은 상온에서 고체 상태이며, 주로 육류, 달걀노른자, 치즈, 버터, 코코넛유 등에 많이 들어 있다.

반면 불포화지방은 혈중 콜레스테롤 수치를 떨어뜨리고 혈관을 청소해 혈압을 내리고 동맥과 두뇌의 기능을 촉진함으로써 우리 몸을 더욱 건강하게 만든다. 그러나 부족하면 몸에 염증이 생기기 쉽고 세포가 경직된다. 모발 성장과 피부세포, 두뇌 활동에도 부정적인 영향을 미쳐 건망증, 우울증, 과잉행동장애가 나타날 수 있다. 불포화지방은 상온에서 액체 상태이며 등 푸른 생선과 콩류, 두부, 조개, 게, 견과류, 올리브유, 카놀라유 등에 많이 들어 있다. 불포화지방은 산패가 빠르니 섭취 시 주의해야 한다.

불포화지방과 포화지방 외에 트랜스지방이 있다. 트랜스지방은 액체인 식물성 기름을 고체로 바꾸기 위해 수소를 첨가하는 과정에서 생기는 지방으로, 마가린과 쇼트닝이 대표적이다. 마가린과 쇼트닝을 사용하는 케이크, 빵, 가공 초콜릿, 감자튀김, 피자, 팝콘, 토스트, 튀김류에 트랜스지방이 많이 들어 있다.

트랜스지방은 체내에 들어오는 불포화지방을 밀어내고 '혈관 청소부' HDL콜레스테롤이 제 기능을 하지 못하도록 변형을 시켜 세포 독성과 혈관 독성을 유발한다. 그 영향으로 노화를 촉진하고, 지방간을 만들고, 간의 염증을 악화시키며, 심장병 · 암 · 당뇨병 · 알레르기 등을 유발할 수 있다. 그러니 식단에서 트랜스지방은 1% 이하로 줄여야 한다.

미량이지만 꼭 필요한
비타민과 미네랄 섭취하기

인간의 몸은 무기질과 유기질로 구성되어 있다. 무기질은 체내에 4%밖에 존재하지 않지만 골격, 치아, 헤모글로빈, 갑상샘호르몬 등 다양한 곳에 분포되어 있다. 유기질은 인체의 96%를 차지하며 단백질, 탄수화물, 지방, 포도당, DNA 등과 관련이 있다.

여기에서 말하는 무기질이 우리가 알고 있는 '미네랄'이다. 체내 필요량은 4%로 매우 적지만, 그 역할은 절대적이다. 우리가 매일 식사를 통해 섭취하는 3대 필수 영양소를 실질적인 에너지로 전환시킨다. 비타민을 아무리 많이 먹어도 미네랄이 없으면 소용이 없을 정도다. 또 미네랄은 골격과 치아, 혈액 생성에 중요한 역할을 한다. 미네랄의 필요량을 채우지 않으면 피로감이 가시지 않고 스트레스 수치가 높아져서 심혈관 질환이 생기는 등 건강이 악화된다.

비타민은 우리가 매일 식사를 통해 섭취하는 3대 필수 영양소(탄수화물, 지방, 단백질)를 연소시켜 온몸 구석구석으로 보내주는 역할을 한다. 비타민이 없다면 우리가 먹은 음식은 모두 몸에 축적되는 독소에 불과할 뿐이다. 또한 비타민은 각종 뼈, 치아, 피부 등의 조직 형성과 생식 기능에 도움을 주고, 항염증·항노화·항산화 작용을 통해 면역력을 강화하며, 호르몬 합성에 영향을 미쳐 신진대사를 활성화한다.

비타민은 면역력 강화에 특효

모든 비타민이 몸에 이롭지만 그중에서도 비타민A, 비타민B군, 비타민C, 비타민D는 좀 더 면역력과 관련이 깊다.

비타민A는 호흡기 점막의 면역 기능을 강화함으로써 호흡기의 바이러스 감염을 예방한다. 또 눈 건강에 도움을 주어 매일 혹사당하는 눈을 보호하는 데 안성맞춤인 비타민이다. 동물의 간, 당근, 달걀에 많이 들어 있으며, 지용성이라 기름에 살짝 볶으면 흡수력이 더 높아진다.[20)]

비타민B군은 B_1, B_2, B_3, B_4, B_5, B_6, B_{12} 등을 총칭하는 말이다. 다양한 체내 효소의 보조 효소로 작용하면서 탄수화물, 지방, 단백질의 대사에 관여하고, 신진대사를 활성화함으로써 피로와 스트레스를 해소하고 면역력이 약화되는 것을 예방한다. 또 노화의 주범인 활성산소를 억제하고 세포의 분열과 성장에도 중요한 역할을 한다. 두뇌 발달에도 기여해서 성장기 아이들과 청소년들에게는 필수적인 영양소다. 우유, 달걀, 육류, 곡류, 콩, 과일 등에 많이 함유되어 있다. 다만 비타민B군은 체내 흡수율이 떨어지기 때문에 식품만으로 필요량을 채우기에는 한계가 있다. 따라서 영양제로 부족한 양을 채우는 것도 좋은 방법이다.

비타민C는 항산화 기능이 탁월한 영양소로 동맥경화, 심근경색, 협심증을 일으키는 활성산소를 제거하고 면역력을 강화한다. 또 멜라닌 색소의 형성을 억제하고 손상된 피부를 회복해 피부 건강 유지에 도움이 된다. 항바이러스 기능도 있다. 체내의 인터페론 생산을 증가시켜 인플루엔자 바이러스의 감염 초기에 면역 효과를 낸다는 연구 결과가 있다. 실제로 독감에 걸렸을 때 비타민C가 충분하지 않으면 회복이 더디다. 브로콜리, 망고, 키위, 파프리카, 파인애플 등에 많이 함유되어 있다.

비타민D는 필수 중의 필수인 영양소다. 다수의 면역세포는 비타민D와 반응하는 수용체를 가지고 있다. 이는 곧 비타민D가 면역력에 광범위하고 직접적인 영향을 미친다는 것을 의미한다. 실험 결과 비타민D는 박테리아, 바이러스의 사멸 기능을 강화하고 NK세포와 T세포 등 백혈구의 기능을 강화시킨다.

비타민D는 하루에 햇볕을 10~15분 정도만 쐬어도 필요량이 충족될 수 있다. 그렇지 못할 때는 식품으로라도 섭취해야 한다. 고등어 · 연어 · 참치 등 기름진 생선, 표고버섯 등의 버섯류에도 함유되어 있다. 영양제로 보충하는 방법도 괜찮다.

미네랄은 항상성 유지에 중요한 영양소

미네랄이 체내에서 하는 가장 중요한 역할은 '항상성 유지'다. 즉 신진대사를 원활하게 해서 우리 몸이 건강한 상태를 유지하게 해준다. 이를 위해서는 삼투압 현상이 유지되고 각종 체액의 균형이 맞아야 한다. 효소의 기능도 제대로 발휘되어야 한다.

미네랄의 종류는 황, 칼슘, 인, 나트륨, 칼륨, 마그네슘, 염소, 철, 아이오딘(요오드), 아연, 구리, 셀레늄, 망간, 크롬, 불소, 코발트, 몰리브덴, 니켈 등 20여 가지나 된다. 미량이 필요하지만 절대적으로 필요한 영양소들이다.

현대인의 미네랄 섭취량은 매우 부족한 편이다. 국민건강영양소의 조사에 의하면 칼슘의 경우 하루 섭취 권장량(성인 남성 700~800mg, 성인 여성 600~700mg) 중 남성은 75%, 여성은 64%만 섭취하고 있다. 칼륨의 하루 섭취 권장량(성인 남녀 3,500mg) 중 남성은 96%, 여성은 78%를 섭취하고, 셀레늄(성인 남녀 60㎍)은 남녀 공히 40% 정도를 섭취하는 수준이다. 이렇게 미네랄 섭취량이 부족한 대표적인 이유는 토양의 변화, 잘못된 식습관, 약물 복용량의 증가 때문이다.

토양은 각종 공해와 오폐수로 인한 오염 때문에 미네랄 함량이 줄어들고, 이런 토양에서 자란 채소와 곡물 역시 미네랄 함량이 부족할 수밖에 없다. 따라서 같은 양의 식품을 섭취해도 과거에 비해 섭취하는 미네랄의 양은 줄어들었다. 사람들이 많이 먹는 인스턴트식품 역시 미네랄이 거의 들어 있지 않고 나트륨만 과도하게 함유되어 있다.

게다가 아플 때 먹는 약물은 미네랄의 혈중 농도를 감소시킨다.[21)]

■ 대표적인 미네랄의 기능과 결핍 시의 증상

미네랄	기능	결핍 시 증상
황	해독 작용을 돕는다.	피부염, 손발톱 연화증이 생길 수 있다.
칼슘	뼈와 치아의 형성, 혈액의 응고, 근육의 이완과 수축을 돕는다.	구루병, 골다공증이 생길 수 있다.
인	영양소의 흡수와 운반을 돕는다.	골다공증, 식욕 부진, 근육 약화를 겪을 수 있다.
나트륨	근육과 신경 자극 반응 조절, 당질과 아미노산의 흡수를 돕는다.	두통, 구역질, 실신, 근육 경련이 생길 수 있다.
칼륨	체액과 삼투압 작용을 돕는다.	무력감이 느껴지고, 식욕이 떨어질 수 있다.
마그네슘	신경 자극, 근육의 긴장과 이완을 돕는다.	눈밑 경련, 근육 뭉침, 불안감이 생길 수 있다.
철	헤모글로빈의 기능을 돕는다.	빈혈이 생기고, 체온 유지 능력이 저하될 수 있다.
아이오딘 (요오드)	갑상샘호르몬의 주요 성분이다.	갑상샘 기능이 저하될 수 있다.
아연	인슐린 합성, 면역력에 관여한다.	성장이 지연되고, 미각이 감퇴될 수 있다.
구리	철 흡수, 뼈와 적혈구 생성을 돕는다.	골격에 이상이 생기고, 백혈구가 감소될 수 있다.
셀레늄	고혈압 예방, 항산화 기능을 한다.	관절염이 생기거나 근육 기능과 면역 기능이 저하될 수 있다.
망간	뼈 성장과 재생, 골격 구조 형성을 돕는다.	피로감, 우울감이 생길 수 있다.

미네랄을 섭취할 수 있는 식품들

미네랄은 오로지 식품으로만 섭취할 수 있다. 물론 영양제로 보충할 수도 있지만, 식품에서 얻는 것이 훨씬 낫다. 그러나 일일이 '어떤 식품에 어떤 미네랄이 많은가'를 굳이 따질 필요는 없다. 그 이유는 우리가 미네랄을 선택적으로 섭취하지 않기 때문이다. 예를 들어 '칼륨이 부족하니까 삶은 달걀을 먹어야겠다'라고 생각하지 않는다. 그저 삶은 달걀을 먹으니까 칼륨이 보충될 뿐이다. 게다가 하나의 식품에 한 가지의 미네랄만 들어 있는 것도 아니다. 연어를 먹으면 칼륨뿐만 아니라 칼슘, 인, 마그네슘, 셀레늄을 동시에 섭취할 수 있다. 따라서 면역력을 강화하려면 '전체적으로 미네랄이 풍부한 식품'을 기억하고 자주 섭취하는 것이 식사 준비를 하면서 받는 스트레스를 줄이고 면역력을 강화하는 방법이다.

다음은 미네랄이 풍부한 식품들이다.

- **육류** : 붉은 살코기, 삶은 달걀 등
- **유제품** : 우유, 치즈, 요거트 등
- **채소류** : 브로콜리, 시금치, 상추, 근대, 케일, 토마토 등
- **과일류** : 아보카도, 바나나, 딸기 등

- **콩류** : 콩, 두부 등
- **견과류** : 캐슈너트, 아몬드, 브라질너트 등
- **통곡물** : 귀리, 보리, 메밀, 퀴노아, 오트밀 등
- **씨앗류** : 호박씨, 아마씨, 치아씨 등
- **해조류** : 다시마, 미역, 구운 김 등
- **생선류** : 연어, 고등어, 넙치류 등
- **해산물** : 굴, 오징어, 조개 등

미네랄 함량은 적지만 미네랄이 함유된 식품도 있다. 예를 들어 갈치는 '미네랄이 풍부한 식품'에는 포함되지 않지만 분명 칼슘과 인이 함유되어 있다. 무 역시 미네랄이 풍부한 식품에는 포함되지 않지만 칼슘이 함유되어 있다. 즉 모든 식품에는 면역력에 도움이 되는 미네랄이 소량이라도 들어 있다고 할 수 있다.

식품마다 미네랄이 조금 더 많은 부분이 있다. 과일의 경우 과육보다는 껍질에, 채소의 경우 줄기보다는 잎에 더 많이 들어 있다. 2016년 경기도 보건환경연구원 수원농산물검사소에서 총 15종의 농산물을 선정해 부분별로 10종의 미네랄 함량을 비교 분석한 결과 10종의 미네랄이 과육보다 껍질에 더 많았고, 채소에서는 나트륨과 칼륨을 제외한 8종의 미네랄이 줄기에서보다는 잎에서 더 많

이 검출되었다. 예를 들어 단호박에서의 마그네슘 함유량은 과육 1kg당 305mg, 껍질 1kg당 701mg이었다. 껍질에 함유된 양이 과육에 함유된 양보다 두 배나 많았다.[22] 그러므로 자연에서 난 식품을 통째로 먹는 것이 미네랄을 잘 섭취할 수 있는 방법이라고 할 수 있다.

미네랄은 식품뿐만 아니라 물에도 포함되어 있다. 특히 '약수'라 불리는 약알칼리수는 전문가들도 "우리 몸에 제일 좋은 물"로 꼽을 정도다. 인간은 태아 때부터 물과 연관이 깊다. 태아는 엄마의 양수에서 무려 10개월이라는 시간을 보내며, 인체의 70%가 수분으로 구성되어 있다. 뇌척수액의 99%, 뇌 회백질의 85%가 수분이다. 뿐만 아니라 혈액의 94%, 근육의 75~78%, 피부의 72%, 간의 70%, 적혈구의 60~65%, 심지어 수분이 전혀 없을 것 같은 치아의 3%도 수분이다. 그렇기 때문에 미네랄이 풍부한 물을 마시는 것은 그 자체로 건강을 위한 중요한 노력이다.

요즘 정수기를 사용하는 가정이 많은데, 정수기에 따라 미네랄을 완전히 제거하는 경우도 있으니 미네랄을 제거하지 않는 정수기를 선택하는 것이 중요하다.

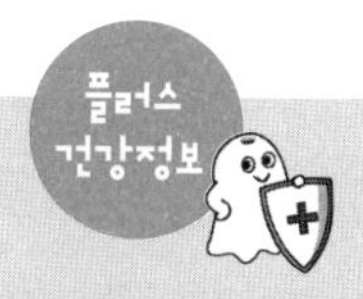

미네랄 결핍 여부 체크하기

미네랄 결핍은 거의 모든 질병과 연관이 있으므로 반드시 해소해야 한다. 다음의 체크리스트를 보자. 만약 자신에게 해당되는 항목이 3개 이상이라면 미네랄이 다소 부족한 것이고, 5개 이상이라면 미네랄 결핍이라고 할 수 있다.

- ☐ 갈증을 자주 느껴 물을 많이 마신다.
- ☐ 식사 조절을 해도 운동을 해도 체중이 계속 늘어난다.
- ☐ 근육 경련이 자주 생긴다.
- ☐ 갑자기 피부가 거칠어지고 건조해졌다.
- ☐ 피부 트러블이 생긴다.
- ☐ 매사 의욕이 없고 짜증이 자주 난다.
- ☐ 손발은 물론 몸이 전반적으로 차갑다.
- ☐ 아침에 일어나면 몸이 개운하지 않다.

면역력 강화를 위해 챙겨야 할 영양소들

식물성 단백질과 동물성 단백질

MILK

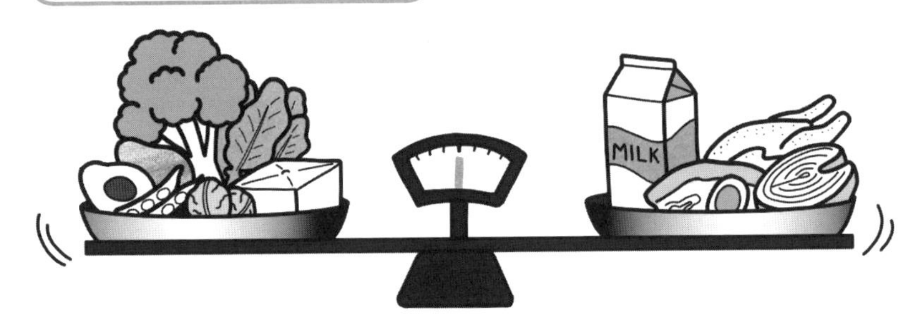

단백질이 몸에서 제 역할을 하기 위해서는 식물성 단백질과 동물성 단백질을 비슷한 비율로 섭취하는 것이 이상적이다.

불포화지방

가슴이 답답해!
트렌스지방은 그만!
불포화지방을 줘~
popcorn

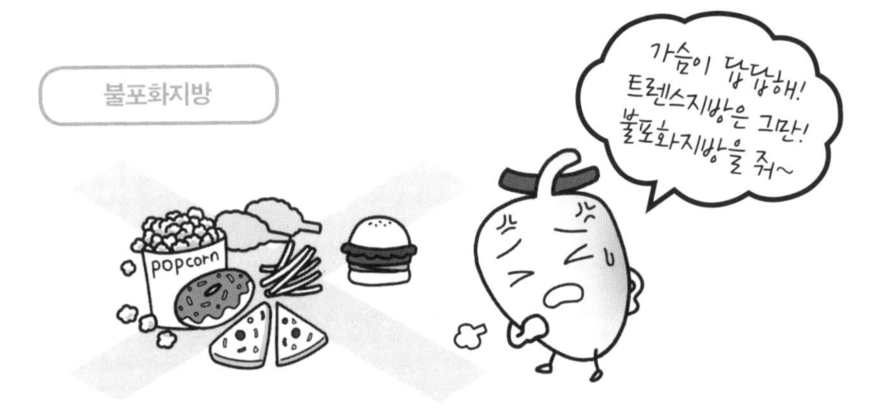

이제는 트렌스지방을 멀리하고, 혈액과 혈관을 깨끗이 해주는 불포화지방을 먹어야 한다. 트랜스지방은 세포막을 막아 세포 내 필요한 물질의 유입을 차단해 세포에 악영향을 주고 심장병, 당뇨병, 암 등을 유발한다.

비타민

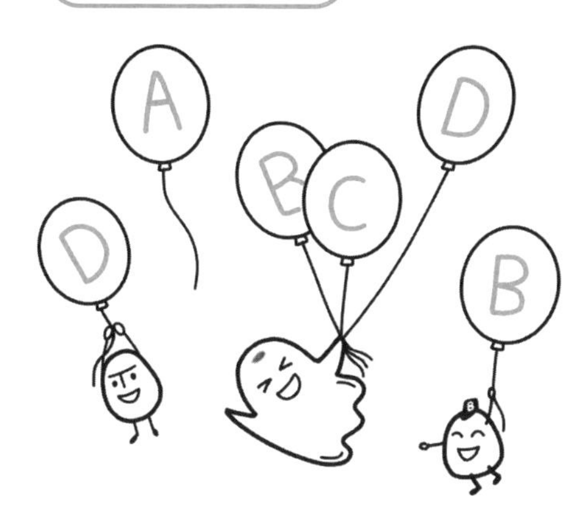

비타민은 탄수화물과 지방,
단백질 등 영양소를
몸 구석구석으로 보내는 역할을 한다.
비타민이 없다면
우리가 먹는 음식물은
몸속에 축적되는
독소 신세가 될 것이다.

미네랄

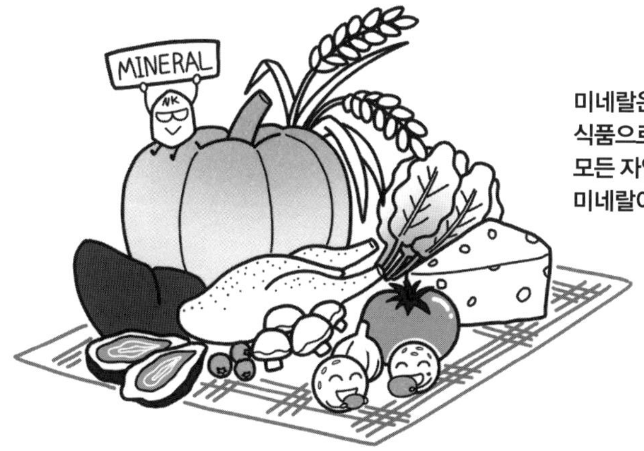

미네랄은 오로지
식품으로만 섭취할 수 있다.
모든 자연식품에는
미네랄이 소량이라도 들어 있다.

소화와 배설을 돕는 기피식품

일명 '기피식품'으로 불리는 식품들이 있다. 식초, 매실, 생강, 고추처럼 신맛과 쓴맛, 매운맛 등 독특한 맛과 향을 지닌 식품들을 가리킨다. 맛과 향만 보면 먹기 힘든 식품들이지만, 우리 몸에는 매우 좋은 작용을 한다.

면역력을 강화하고 혈액 순환을 도와

우리 몸은 시거나 쓰거나 매운맛 등 불쾌한 맛이 들어오면 이를 재빨리 배설하기 위해 위와 장이 활발하게 활동한다. 이때는 부교감신경이 우세해지기 때문에 결과적으로 교감신경의 긴장이 해소되어 면역력이 높아진다. 부교감신경이 우세하면 혈관이 확장되어 혈액 순환이 원활해지고, 장 운동과 신진대사도 활발해진다. 다만 신맛, 쓴맛, 매운맛을 과잉 섭취하면 위와 장에 부담을 주기 때문에 다른 음식에 살짝 곁들여 먹는 정도가 제일 좋다.

기피식품은 배설을 촉진하는 것 외에도 다양한 효과를 발휘한다. 식초나 매실 등 신맛의 주성분인 구연산은 피로 회복에 좋고, 고추냉이의 매운맛 성분인 이소티오시아네이트(황을 함유한 생리활성물질)는 간에 들어온 발암물질을 몸 밖으로 배출하는 해독 효소를 활성화하는 힘이 있다. 또 고추냉이는 양념이나 고명으로 쓰여서 요리의 맛을 살려주고 식욕을 자극해 소화액의 분비를 촉진한다. 그러나 과잉 섭취하면 위와 장에 부담을 주어 교감신경이 우세해질 수 있으니 소량씩 섭취해야 한다.

기피식품의 종류

신맛이 나는 식품으로는 키위, 레몬, 식초, 매실 등이 있다. 식초는 기름기가 많은 음식과 짠맛이 강한 음식에 조금씩 넣어 먹으면 좋다. 매실은 위 점막을 강하게 만들고, 피로를 해소하고, 살균 작용을 해 식중독의 위험에서 벗어나게 해준다.

쓴맛이 나는 식품으로는 찻잎, 강황, 여주, 차조기 등이 있다. 이런 식품들은 자양강장 및 소염 작용을 하고, 소화와 배설을 촉진하며, 불안이나 초조감을 잠재운다. 차조기의 향기에는 방부 작용이 있어 식중독을 예방한다. 비타민C가 풍부한 여주는 매우 쓴맛이 나는데 '모모르데신'이라는 성분 때문이다. 조리 전에 썰어서 10분 정도 물에 담가두면 쓴맛을 다소 줄일 수 있다. 강황은 카레의 주재료로 살균력이 강하고, 간 기능을 높여서 소화를 도와준다.

매운맛이 나는 식품으로는 파, 무, 생강, 고추냉이, 겨자, 후추, 고추, 마늘 등이 있다. 파는 체온을 높여 혈액 순환을 원활하게 하고 불면 해소에 도움을 준다. 생강에 들어 있는 '진저론'과 '쇼가올' 성분은 몸을 따뜻하게 하는 것은 물론 위액 분비 촉진, 소화력 증진, 혈액 순환 촉진, 살균 작용 등 다양한 약리 작용을 해 한방 약재로 자주 쓰인다. 갈아서 홍차에 넣어 마시면 부담스럽지 않게 섭취할 수 있다. 마늘은 냄새가 강하지만 탄수화물, 단백질, 지방, 식이섬유, 칼슘, 철, 인, 아연, 셀레늄, 비타민B_1, 비타민B_2, 비타민C 등 다양한 영양소가 들어 있다. 후추는 위를 튼튼하게 하는 성분이 있어 위가 약하거나 소화불량이 있을 때 먹으면 도움을 받을 수 있다.

생강홍차 만드는 법

1. 생강은 껍질째 잘 씻어서 간 다음 거즈 등으로 짜서 즙을 낸다(간 상태 그대로 사용해도 좋다).

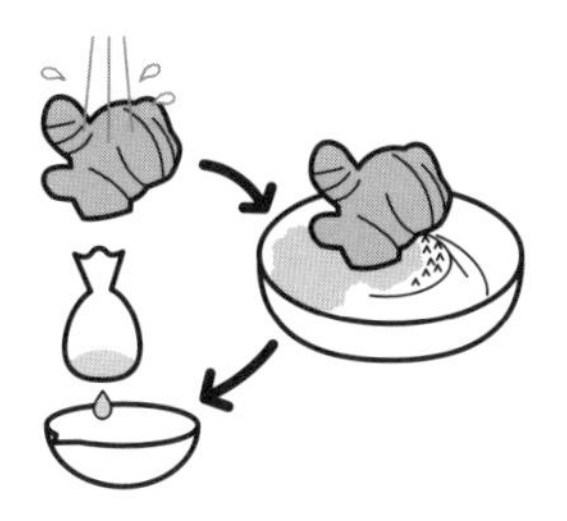

2. 찻잔 1잔 분량의 홍차를 우린다(농도는 취향에 따라 조절한다). 티백 홍차를 우려도 괜찮다.

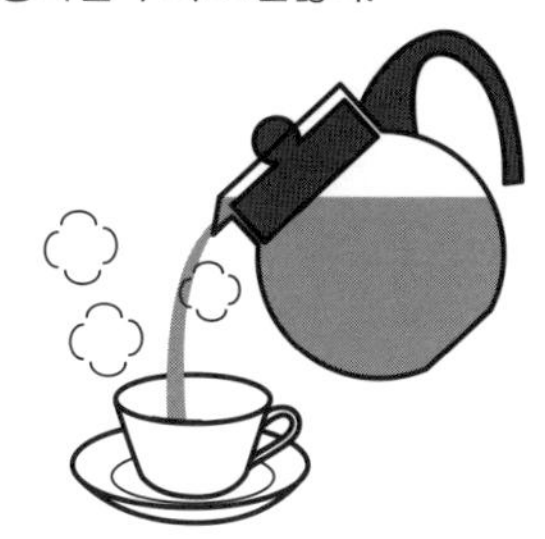

3. 우린 홍차에 생강즙을 넣는다(생강즙은 처음에는 소량을 넣고, 익숙해질수록 양을 늘려나간다).

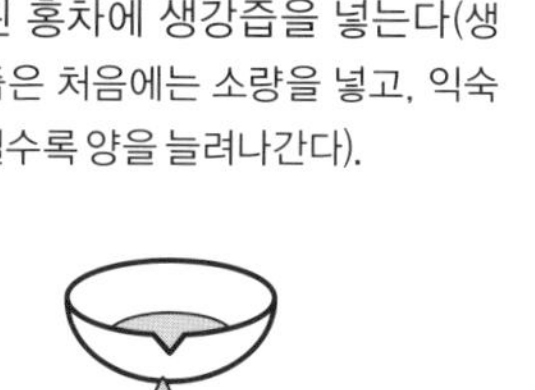

4. 흑설탕(유기농)을 넣는다. 없으면 꿀을 대신 넣는다.

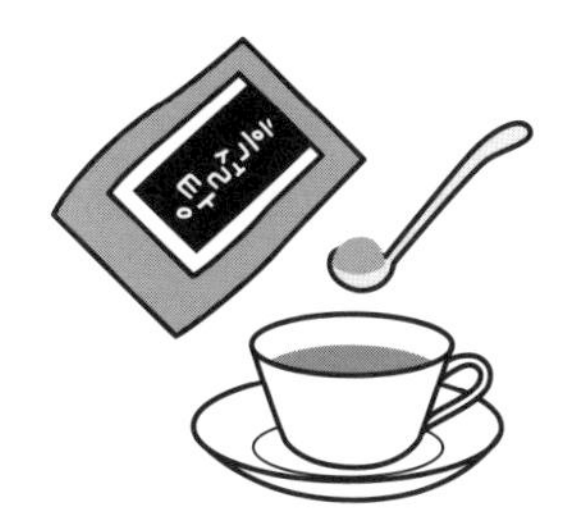

냉증 제거 및 진통 작용과 이뇨 작용을 하는 '생강', 붉은 색소인 테아플라빈이 몸을 따뜻하게 하고 카페인이 이뇨 작용을 하는 '홍차', 비타민과 미네랄이 풍부하고 몸을 따뜻하게 하는 양성 식품인 '흑설탕(유기농)'이 조합된 생강홍차는 모든 질병과 증상에 효과를 발휘한다.

비만, 감기, 통증, 어깨결림, 냉한 체질, 붓기, 변비, 구역질, 숙취, 부인병, 위염, 위궤양, 현기증, 이명, 피로, 협심증, 심근경색, 방광염, 신우신염, 고혈압, 고지혈증, 당뇨병, 간질환 등 각종 증상과 질병에 효과적이다.

불쾌한 자극에 대한 우리 몸의 배설반사

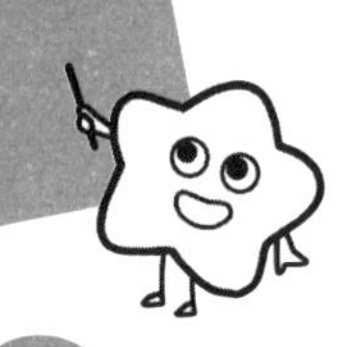

자극	반사
추위	재채기, 소름, 이뇨
쓴맛	구토, 타액 분비, 이뇨, 소화관의 연동운동, 배변
매운맛	얼굴이나 몸이 붉어지고 화끈거림
꽃가루	콧물, 재채기, 눈물
먼지나 티끌	기침, 천식, 눈물
신맛	타액 분비
정신적인 불쾌	구역질, 이뇨, 소화관의 연동운동
한방약(침구 포함)	배변, 설사, 타액 분비, 혈류 개선

어른이 신맛 나는 음식을 좋아하는 이유

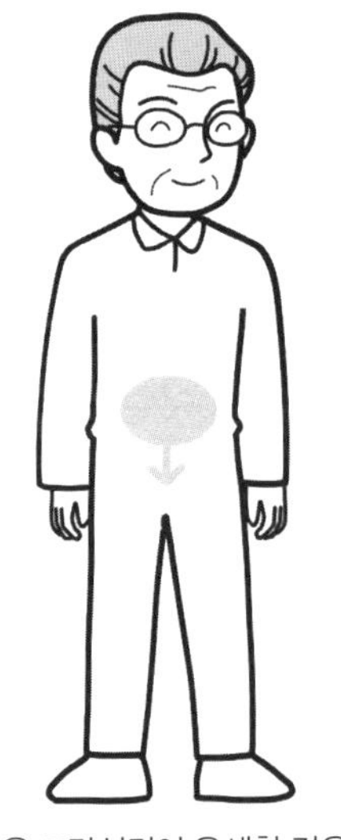

어른은 교감신경이 우세한 경우가 많아 식초를 이용해서 부교감신경 반사를 일으키려고 하기 때문이다.

아이가 신맛 나는 음식을 싫어하는 이유

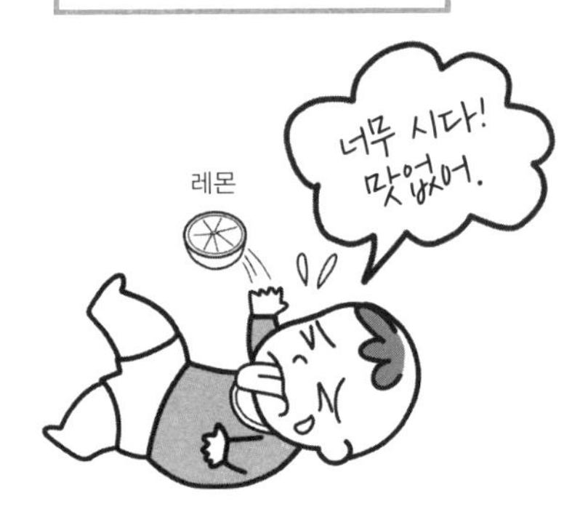

아이는 체질적으로 아직 부교감신경이 우세하기 때문이다.

우리 몸은
식초를 불쾌한 자극으로
받아들이는구나!
와인
식초

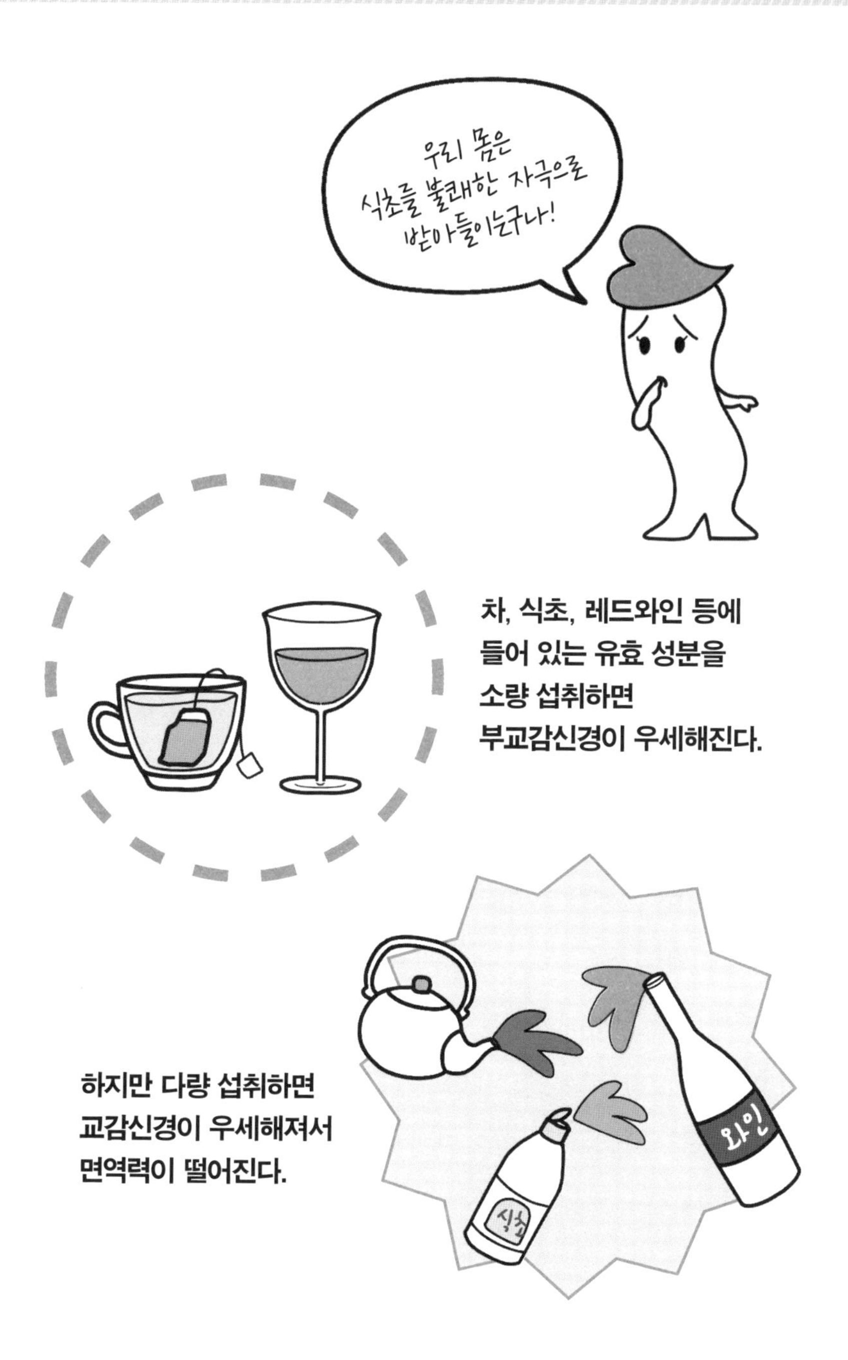

차, 식초, 레드와인 등에
들어 있는 유효 성분을
소량 섭취하면
부교감신경이 우세해진다.

하지만 다량 섭취하면
교감신경이 우세해져서
면역력이 떨어진다.

체질에 맞게 체온을 올리는 식품들

면역력은 체온에 따라 좌우된다. 면역세포가 가장 활발히 활동하는 온도는 인체의 정상 체온인 36.5℃이다. 이 온도에서 면역세포는 외부에서 침입한 병원균과 잘 싸우고, 체내의 암세포도 적절히 제어한다. 하지만 체온이 35.5℃ 이하로 떨어지면 알레르기 질환이 생기는 것은 물론 '암에 걸리기 쉬운 체질'이 된다.

정상 체온을 유지할 수 있는 방법은 많다. 숙면, 적절한 운동, 따뜻한 물로 하는 목욕도 체온을 유지하는 방법이다. 여기에 한 가지 더한다면 몸을 따뜻하게 하는 식품을 먹는 것이다. 식품마다 성질이 다르며, 성질이 따뜻한 식품과 성질이 찬 식품이 있다는 말을 들어보았을 것이다. 면역력을 생각한다면 성질이 따뜻한 식품을 자주 섭취하되 체질을 고려해야 한다.

한의학에서는 사람의 몸과 식품에도 기운이 있다고 본다. 열이 많은 체질과 냉한 체질이 있고, 따뜻한 성질의 식품이 있고, 찬 성질의 식품이 있다. 따라서 냉한 체질이라면 따뜻한 성질의 식품을, 열이 많은 체질이라면 찬 성질의 식품을 먹어 부족한 기운을 보충해야 한다.

냉한 체질을 위한 체온 관리법

냉한 체질은 체온이 낮을 수밖에 없다. 게다가 체질 자체가 냉하니 다양한 방법으로 체온을 올리더라도 노력에 비해 체온의 상승 효과가 미미하다.

예를 들어 소음인은 대체로 몸이 차고 그에 따라 위와 장의 기능도 약한 편이다. 그래서 체온을 올리는 데 더 많은 노력을 해야 한다. 소음인에게는 운동이 좋지만은 않다. 체온을 올린다며 운동을 과도하게 하면 땀을 많이 흘려서 기운이 허해지고 질병이 생길 위험성이 커진다. 뿐만 아니라 체온이 다소 올랐더라도 체질 자체에서 꾸준하게 체온을 낮추기 때문에 제자리를 맴도는 것 같은 기분이 든다.

그러면 체질적으로 몸이 냉한 사람은 체온을 올릴 방법이 없는 것일까? 다행히도 방법이 있다. 따뜻한 성질의 식품을 먹는 것이다. 하루 세 번의 식사를 통해 따뜻한 성질의 식품을 먹으면 꾸준히 체온을 올릴 수 있으며, 영양소가 직접 장기에 작용해서 효과 역시 크다. 체질이 냉한 사람은 소화 기능과 장 기능이 좋지 않아서 더운 여름에도 따뜻한 성질의 식품을 먹어야 소화 기능이 유지되고 장 기능도 강화된다.

■ 따뜻한 성질의 식품

몸을 따뜻하게 해주는 대표적인 식품은 꿀이다. 체내 흡수가 잘 되는 데다 따뜻한 기운으로 신진대사를 원활하게 해주어 에너지를 만들어준다. 그래서 냉증이 있거나 위와 장이 약하고 쉽게 피로를 느끼는 사람에게는 꿀이 보양식이 될 수 있다.

인삼도 대표적인 따뜻한 식품으로 혈관에 쌓인 노폐물을 제거하고 피로 회복, 만성질환 예방에 효과가 좋다.

마트에서 손쉽게 구할 수 있는 부추, 파, 마늘, 생강도 몸을 따뜻하게 해준다. 부추는 추위를 많이 타고 속이 차서 배탈이 자주 나는 사람에게 좋다. 파는 뿌리와 흰색 부분은 성질이 따뜻하고, 초록색 부분은 성질이 차다. 파는 혈관을 확장시켜주어 땀을 내는 데 좋다. 마늘도 혈액 순환을 원활하게 해주어 몸을 따뜻하게 만든다. 생강은 맛으로도 알 수 있듯이 뜨겁고 매운 성질이 강해 몸에 열이 나게 하고 소화기를 따뜻하게 만들어준다. 다만 생강 껍질은 찬 기운이 있기 때문에 벗겨서 쓰는 것이 좋다.

이 외에 연근, 밤, 단호박, 사과, 무, 쑥, 미나리, 귤, 깻잎, 찹쌀, 닭고기도 성질이 따뜻한 식품이다. 몸을 따뜻하게 해주는 차로는 유자차, 레몬차, 대추차, 당귀차가 있다.

열이 많은 체질을 위한 체온 관리법

반면 열이 많은 체질이 있다. 여기서 한 가지 오해하지 않아야 할 것은 몸에 열이 많다고 체온이 비정상적으로 높다는 의미는 아니라는 점이다. '체온'과 '열'은 다소 의미가 다르다. 체온은 몸의 온도를 의미하고, 열은 몸의 기운을 말한다. 한의학적으로 몸에 열이 많다는 것은 적절한 체온 유지와는 별개로 몸에서 열의 기운이 많이 생겨나는 것을 의미한다.

열이 많은 사람은 특정한 행동 패턴을 보인다. 눈이 잘 충혈되고, 실내에서 답답함을 자주 느끼고, 성격이 급해 일을 서두르고 매사에 마음이 급한 것이 눈에 띈다. 이런 경우 교감신경이 지나치게 자극되어 면역력이 떨어질 수 있다. 따라서 성질이 찬 식품을 먹어 열을 내려줄 필요가 있다. 열이 많은 사람이 따뜻한 성질의 식품을 자주 섭취하면 두통이 생기거나 변비가 생길 수 있기 때문이다.[23)]

■ 찬 성질의 식품

오이는 그 느낌만으로도 성질이 찬 식품임을 알 수 있다. 오이는 몸의 열을 내리는 데 탁월한 효과가 있고 해독 작용까지 한다. 가지도 성질이 찬 식품으로, 열을 내리고 혈액 순환을 돕고 염증 치료에도 효과가 있다. 파인애플은 열대지방에서 생산되지만 그 성질은 차다. 열대지방에서는 열이 있는 사람에게 파인애플을 먹인다고 한다. 팥은 해열 작용을 할 정도로 성질이 찬 식품이다. 팥은 이뇨 작용을 통해 몸속의 노폐물을 배출시켜 다이어트에도 도움이 된다.

해산물 중에서 성질이 찬 식품으로는 전복과 게가 있다. 전복은 열로 인해 생긴 두통을 완화하고 충혈된 눈을 맑게 해준다. 게는 소화불량, 위 건강, 염증 완화에 효능이 있다.

이 외에도 미역, 딸기, 율무, 녹두, 된장, 시금치, 돼지고기, 소고

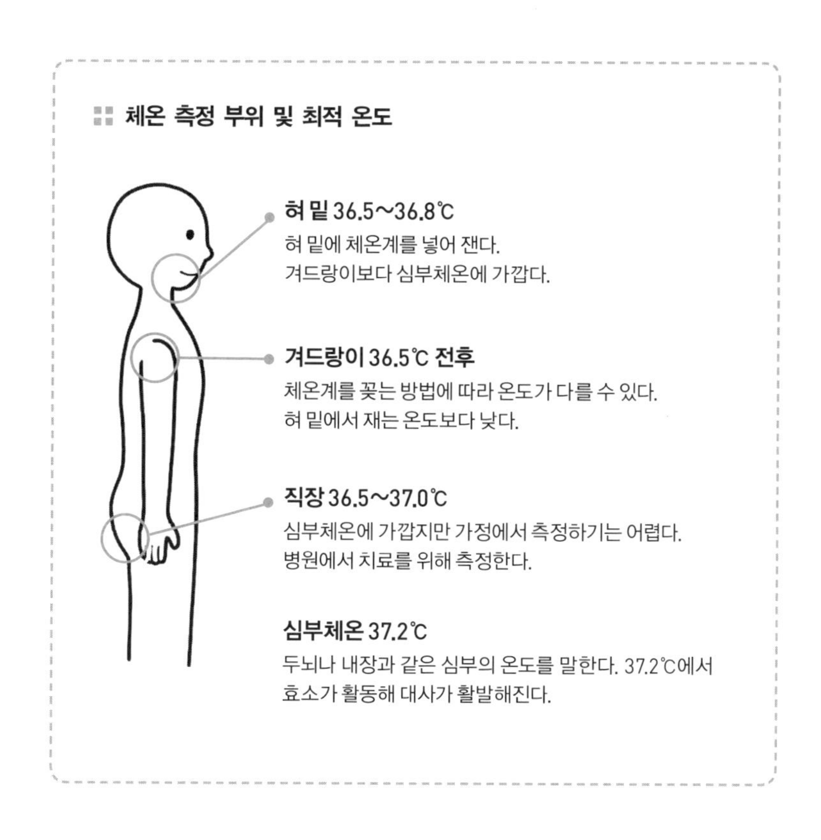

기가 성질이 찬 식품이다. 열을 내려주는 차로는 산수유차, 구기자차, 보리차, 결명자차가 있다.

몸이 따뜻해야 면역력이 높은 사람

안색이 좋다.

체온
36.5℃ 전후

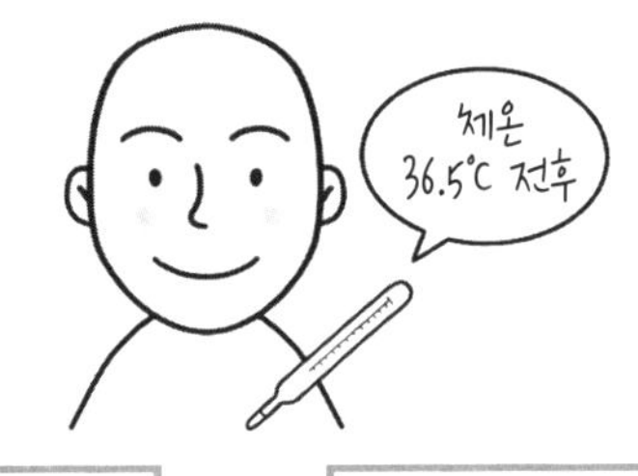

교감신경이 우세해서
과립구가 많은 사람
(여러 가지 질병에 걸리기 쉽다.)

체온
36℃ 미만
백혈구 분획 검사 결과
림프구: 35% 이하
과립구: 65% 이상

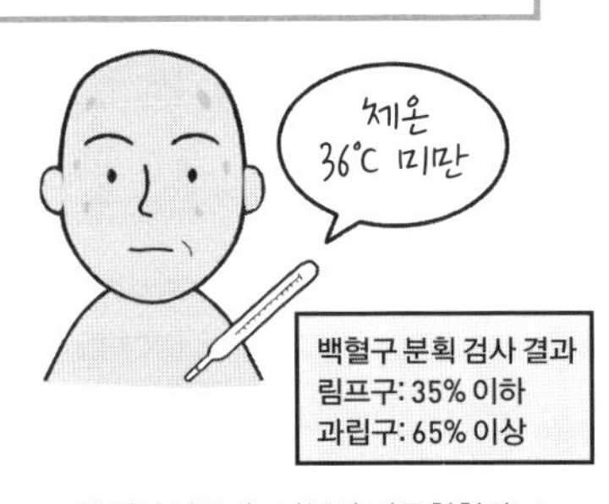

안색이 나쁘다. 피부가 거무칙칙하고 기미나 잡티가 많다.

부교감신경이 우세해서
림프구가 과잉 상태인 사람
(알레르기 질환이 잘 생긴다.)

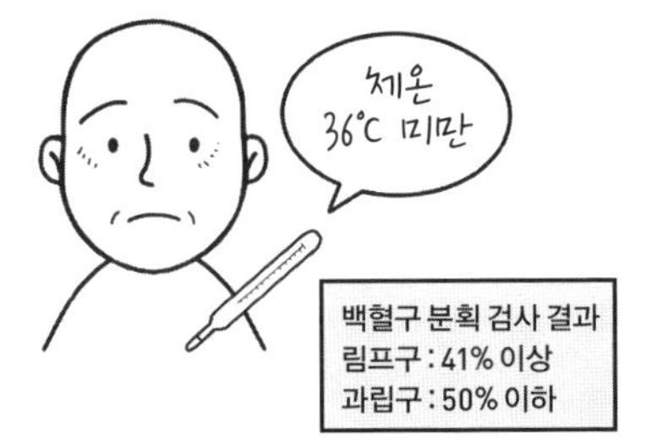

얼굴빛이 희고 부석부석하다.

변비가 잦은 것도
교감신경이
우세해서였구나!

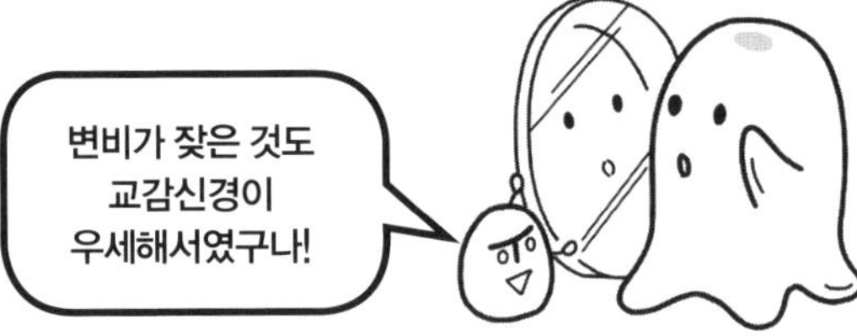

안색, 체온으로
나의 면역력을
체크해보자!

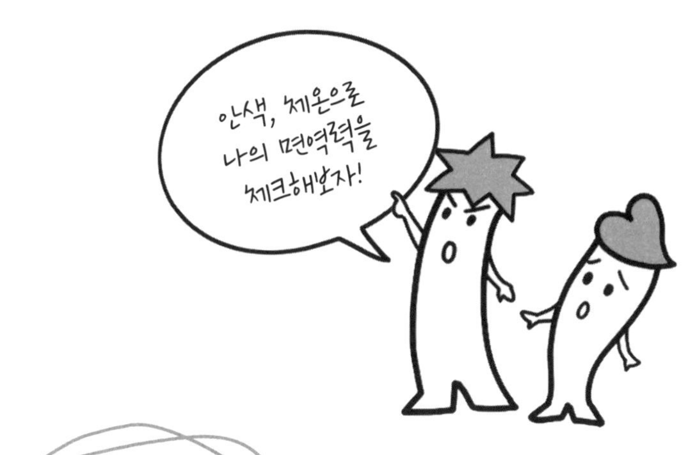

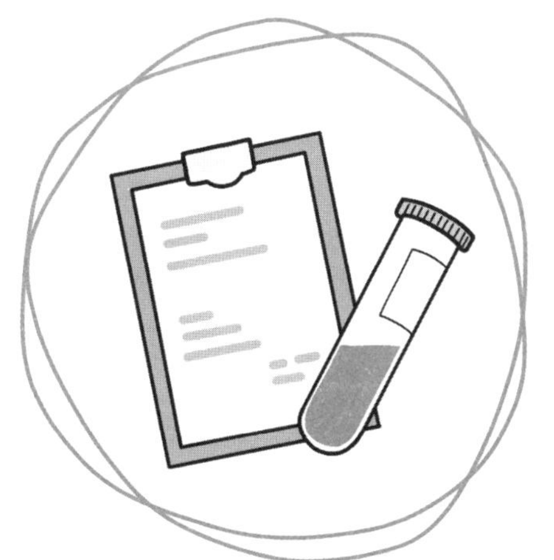

**면역력 수준은
혈액 검사(백혈구 분획 검사)로
알 수 있다.**

**면역력 수준은 안색이나
체온으로도 알 수 있다.
저체온인 사람은
잘못된 생활습관부터
바로잡아야 한다.**

36℃ 이하
저체온

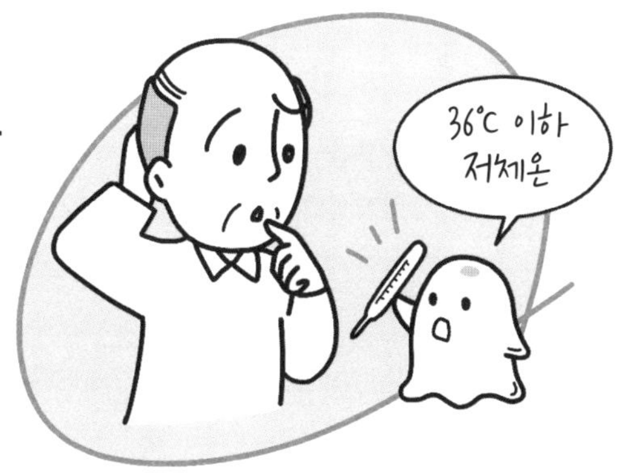

적당량의 수분 섭취로 체내 균형 맞추기

인체의 70%를 차지하는 것은 수분이다. 수분은 면역력 유지는 물론이고 생명 유지를 위해서도 필수적이다. 우리 몸에서 수분이 조금이라도 부족하면 갈증을 호소하게 되며, 저혈압에 이어 혼수 상태에 빠지고, 그래도 수분이 채워지지 않으면 끝내 사망에 이르게 된다.

그런데 수분을 너무 많이 섭취하는 것도 문제가 된다. 체내에는 여러 가지 물질들이 있고, 그 물질들이 균형을 이루어야 우리 몸이 정상적으로 작동하는데 수분을 과도하게 섭취하면 그 균형이 깨질 수 있기 때문이다.

체내 수분이 넘치거나 모자랄 때 생기는 일

우리 몸은 소화액, 호르몬, 혈액, 산소, 영양소 등의 체내 물질이 원활히 순환해야 건강한 상태를 유지한다. 물은 이러한 체내 물질 순환에서 필수적인 역할을 한다. 노폐물과 유해물질이 배출되는 데도 물이 중요하고, 혈액이 묽어지는 것을 예방하는 것도 물의 역할이다. 혈액 내 적절한 수분 함량이 지켜지지 않으면 혈전이 혈관을 막아 심근경색이나 뇌경색 등을 초래할 수 있다. 그러니 목이 마르지 않더라도 수시로 마셔야 한다. 세계보건기구(WHO)가 권장하는 하루 물 섭취량은 1.5~2ℓ다.

물은 미네랄이 살아 있는 pH7.1~8.5의 약알칼리수를 마셔야 한다. 우리 몸의 세포나 혈액이 pH7.4의 약알칼리성을 띠고 있어 약알칼리수를 마셔야 몸이 균형 있게 작동할 수 있기 때문문이다.

수분 섭취가 중요하다고 무작정 과잉 섭취하면 체내 균형이 깨질 수 있다. 세포는 물에 둘러싸여 있고, 몸 전체에는 나트륨, 칼륨, 칼슘이 포함된 체액이 돌고 있다. 각 물질의 함량이 많지도 적지도 않아야 균형이 유지된다. 그런데 갑자기 너무 많은 물이 몸속으로 들어오면 그 균형이 깨지고 만다. 이는 국물 요리와 비슷하다. 양념과 물의 비율이 딱 맞아떨어져야 짜지도 싱겁지도 않은 맛

있는 요리가 완성되는데, 물을 많이 넣으면 싱겁고 맛없는 국물 요리가 되고 만다.

실제로 수분이 증가한 상태에서 체내 나트륨이 부족해지면 저나트륨혈증이 생긴다. 이때는 삼투압 현상이 급격하게 진행돼 세포 내부에 있던 수분이 세포 외부로 빠져나간다. 그러면 세포는 위축되고 그 결과 의식을 잃거나 경련, 중추신경장애, 뇌기능장애가 나타날 수 있다. 반대로 고나트륨혈증도 있다. 수분이 너무 부족하거나 체내에 나트륨이 갑자기 증가할 때 생긴다. 이때는 반대로 세포가 팽창하면서 두통, 메스꺼움, 경련이 생긴다.[24)]

칼륨 역시 세포의 수분 유지에 중요한 역할을 한다. 그러나 물을 과도하게 마시면 저칼륨혈증으로 피로와 허약함이 느껴지고 근육 경련, 통증, 두근거림이 나타나며, 심지어 환각, 우울증 등의 정신 질환이 생길 수 있다.

수분 섭취가 필요한 사람, 수분 섭취를 줄여야 하는 사람

일부러 물을 좀 더 마셔야 하는 사람들도 있다. 대체로 음식을 짜게 먹는 사람이나 한두 끼를 짜게 먹었을 경우에 과도한 염분을 중화하기 위해 물 0.5ℓ 정도는 더 마셔야 한다. 커피를 평소에 많이 즐기는 사람이라면 커피 한 잔당 두 컵 정도의 물을 마셔야 한다. 커피는 탈수 현상을 일으키기 때문에 수분을 보충하지 않으면 안구건조증, 뇌신경세포 자극, 스트레스를 유발할 수 있다.

특정한 질병을 앓고 있다면 오히려 수분 섭취를 줄여야 할 수도 있다. 예를 들어 신장에 문제가 있다면 과도하게 수분을 섭취해서는 안 된다. 건강한 사람이라면 필요 이상의 수분을 섭취하더라도 신장이 알아서 남는 수분을 배출하니 큰 문제가 없지만 신장이 건강하지 않은 경우에는 '부종'이 생길 수 있다. 심부전증 환자도 마찬가지다. 심장 기능이 떨어져 있기 때문에 수분으로 인해 혈액의 총량이 늘어나면 심장에 부담이 된다.

갈증은 몸이 보내는 긴급 구조 신호

우리가 흔히 공복감과 착각하는 것 중 하나가 갈증이다. 갈증을 공복감으로 착각해 물이 아닌 음식을 섭취하게 되면 만성 탈수증이 생길 수 있고 변비의 원인이 되기도 한다. 따라서 배고픔을 느낀다면 식사 시간인지를 확인한 뒤에 정말 배가 고픈 것인지, 아니면 갈증을 느끼는 것인지를 판단해야 한다.

평소에 갈증을 느끼지 않아도 적절한 양의 수분을 계속 보충하는 것이 중요하다. 갈증은 몸이 보내는 '긴급 구조 신호'다. 조금 더 시간이 흐르면 탈수 상태에 이를 것이니 어서 물을 마시라고 중추신경에서 급하게 신호를 보내는 것이다. 그러니 갈증이 느껴지면 지체하지 말고 물을 마셔야 한다. 만약 갈증이라는 수분 부족 상태가 반복되면 신장의 독소 배출 능력이 떨어져서 신장병은 물론이고 몸에 상시적으로 독소가 쌓일 수 있으니 갈증이 느껴지기 전에 수시로 물을 마시는 것을 잊지 말자.

물을 마실 때는 따뜻하거나 미지근한 물이 좋다. 찬물, 아이스커피, 아이스크림 등 체온보다 찬 음식을 자주 먹으면 조혈소가 '한랭 자극'을 받는다. 조혈소는 간에 있는 단백질로 적혈구 재생에 큰 역할을 담당한다. 따라서 조혈소가 지속적으로 한랭 자극을 받으면 적혈구의 재생에 문제가 생기고, 이는 혈액 순환에도 영향을 미쳐서 당연히 면역력이 떨어진다. 한랭 자극은 알레르기 질환도 유발하니 아토피성 피부 질환이나 비염을 가진 사람은 찬 음식을 피해야 한다. 차가운 맥주나 소주를 마시는 음주 습관 역시 한랭 자극이 될 수 있다.[25]

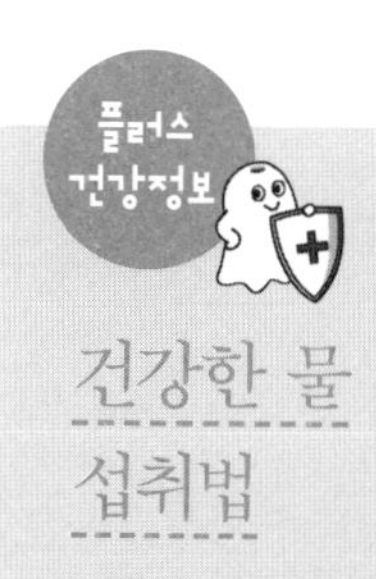

건강한 물 섭취법

물은 언제든 마셔도 좋지만, 체내에서 효과적으로 작용하게 하려면 시간을 정해서 마시는 것이 좋다.

우선, 아침에 일어나서 한 컵을 마시면 잠자는 동안 체내에 쌓인 노폐물이 배출되고, 혈액 순환이 촉진되며, 장 운동이 활발해진다.

식사 30분 전에 물을 마시면 '곧 식사를 할 예정'이라는 신호를 몸에 보낼 수 있다. 또 위와 장 청소가 동시에 이루어진다. 게다가 포만감을 빨리 느끼기 때문에 과식할 위험도 줄어든다.

식사 도중에는 물을 절대 마시지 말아야 한다. 위액이 희석되어 소화를 방해할 수 있기 때문이다.

육류를 즐겨 먹는 사람이라면 탄산수도 추천할 만하다. 탄산수에는 미네랄이 많기 때문에 부족한 미네랄을 보충할 수 있다. 다만 한식을 주로 먹는 사람이라면 굳이 탄산수를 마시지 않아도 된다. 한식에 쓰이는 식재료들에 각종 미네랄이 함유되어 있기 때문이다.

운동과 목욕 전후에도 물을 마시는 것이 좋다. 간단한 샤워라면 수분 배출이 많지 않지만, 욕조에 몸을 담그면 땀으로 노폐물이 수분과 함께 배출되므로 배출된 만큼 수분을 보충해주어야 한다. 운동 후에도 마찬가지다.

잠들기 전에도 물을 마셔야 한다. 일단 잠들면 수분을 섭취할 기회가 없는데, 잠자는 동안에 땀을 많이 흘려서 갈증이 나면 잠에서 깰 수 있으니 미리 마셔두는 것이다. 다만 너무 많이 마시면 소변 때문에 잠에서 깰 수 있으니 잠자기 전에는 한 컵 정도 마시는 것이 적당하다.

천천히 꼭꼭 씹어 먹고 즐겁게 먹기

식사하는 시간마저 아까운 사람들이 있다. 일이나 공부, 혹은 자녀의 양육으로 1분 1초도 아껴야 하는 사람들이다. 이런 사람들의 공통적인 식습관은 빨리 먹는다는 것이다. 단지 배를 불리는 것이 목적인 것처럼, 대충 씹어서 삼키고 재빨리 식사를 마무리한다. 이렇게 빨리 먹는 경우는 또 있다. 너무 허기진 상황에서다.

그런데 이렇게 빨리 먹으면 면역력에 도움이 되지 않는다. 먹는 과정도 면역력과 관련이 깊기 때문이다. 특히 천천히 꼭꼭 씹어서 먹으면 타액(침)이 잘 분비되는데, 타액 속에는 면역물질이 한가득 들어 있다. 그러니까 천천히 잘 씹어 먹어야 면역력에 도움이 된다.

타액은 체내 활성산소 제거에 도움

타액만큼이나 오해를 받는 인체의 물질도 없을 것이다. 흔히 타액은 더러운 것으로 여겨지고 남을 모욕하는 용도로 뱉기도 한다. 하지만 타액은 우리 몸에서 매우 중요하고 소중한 물질이다.

타액에는 다양한 물질들이 존재한다. 우선 '페록시다아제'라는 효소는 체내 활성산소를 제거한다. 타액이 많을수록 이 효소의 양도 많아져 더 많은 활성산소를 제거할 수 있다. 타액에는 '면역글로불린A'라는 물질도 포함되어 있다. 이 역시 면역력을 강화하는 역할을 한다. 타액 속 아밀라아제 역시 소화를 돕고 체내의 활성산소를 제거하는 것으로 알려져 있다.

타액이 잘 분비되게 하려면 씹는 것, 즉 저작운동을 많이 해야 한다. 턱 부위에는 광대뼈에서 시작해 아래턱뼈로 이어지는 '교근'이라는 근육이 있다. 입을 벌렸다가 오므리는 과정에서 움직이는 부위가 바로 교근이다. 음식을 씹으면 교근이 활발하게 움직이는데, 이 과정에서 침샘이 자극되고 타액이 활발하게 분비된다.

꼭꼭 씹어 먹으면 두뇌에 자극을 주어 치매 예방

음식을 꼭꼭 씹어 먹으면 치매가 예방될 수 있다. 씹는 과정에서 두뇌의 신경들이 자극을 받아 두뇌의 혈류량이 증가하기 때문이다. 일본의 한 대학에서 연구한 결과에 따르면, 씹기를 활발하게 할 경우 두뇌의 혈류량이 많게는 25% 이상 증가한 것으로 나타났다. 혈류량이 증가하면 두뇌의 회전속도가 빨라지고 기억력이 좋아진다. 치아가 좋지 않은 노인들이 치매에 걸리는 확률이 좀 더 높은 것은 이와 관련이 있다.

씹기는 혈액을 머리 쪽으로 순환시켜서 열을 발생시키므로 체온을 올리는 역할도 한다. 씹기로 발생한 열은 혈액을 만드는 조혈 기능에도 영향을 준다. 그래서 전문가들은 갑자기 날씨가 추워질 때 껌 씹기를 하면 체온 상승에 도움이 된다고 말한다. 껌을 씹으면 충치와 박테리아를 억제하는 효과도 볼 수 있다. 이때 억제할 수 있는 입안 세균은 1억 마리에 달한다.

일본의 시나가와치과대학교 오노즈카 미노루 교수는 《껌만 씹어도 머리가 좋아진다》를 통해 껌을 씹으면 두뇌의 해마가 활성화되어 기억력이 좋아지고, 인지 능력이 개선되며, 두뇌의 아세틸콜린의 감소를 억제해 알츠하이머 예방에 도움이 된다고 밝혔다. 껌 씹기는 스트레스 호르몬인 코티솔의 분비도 감소시킨다. 호주 스윈번대학교 연구팀에 따르면, 어려운 문제를 풀기 전에 껌을 씹게 했더니 코티솔의 수치가 감소한 것으로 나타났다. 이 외에도 불안, 짜증, 손떨림 등도 껌 씹기를 통해 완화할 수 있다.[26)]

음식은 한입에 30~50회, 껌은 10분 이내로 씹기

씹기가 좋다고 해서 무조건 많이 씹거나, 껌을 수시로 씹는 것은 좋지 않다. 음식의 경우 한입 먹을 때마다 30~50회 정도 씹는 것이 좋고, 껌은 10분 이내로 씹어야 턱 관절에 무리가 가지 않는다.

이렇게 면역력에 좋은 씹기를 잘하기 위해서는 '씹어야 삼킬 수 있는 음식'을 식탁에 올려야 한다. 현대인들은 많이 씹어야 하는 거친 음식보다 부드러운 음식을 선호하는 경향이 있는데 부드러운 음식만 먹으면 면역세포의 방출량이 줄어든다. 따라서 어느 정도 씹어야 하는, 조금은 딱딱한 음식을 섭취하고 부드러운 음식도 충분히 씹어서 먹을 필요가 있다.[27)] 일부러라도 멸치나 건새우 등을 먹어 씹는 횟수를 늘리거나, 식이섬유가 풍부한 채소를 꼭꼭 씹어 삼키자.

과식하지 않고 즐겁게 먹기

과식은 비만을 부르고, 비만은 만병을 부른다. 그런 점에서 반드시 경계해야 하는 습관이 과식이다. 과식하지 않으려면 식사를 할 때 음식을 입에 넣은 후 수저를 식탁에 내려놓는 습관이 필요하다. 숟가락과 젓가락이 손에 들려 있으면 밥과 반찬에 계속 손이 가 과식을 할 수 있기 때문이다. 대화를 하면서 식사를 하는 것도 방법이다. 작은 소리로 대화를 하면 주변에 피해를 주지 않으면서 먹는 속도를 늦추고 먹는 양도 조절할 수 있다.

하지만 음식을 먹을 때 너무 많은 원칙에 얽매이면 스트레스가 되거나 바짝 긴장해 교감신경이 활성화된다. 그러면 소화가 잘되지 않는다. 그러니 '무슨 일이 있더라도 이 음식을 꼭 먹어야 해'라는 생각보다는 '오늘은 채소가 부족했으니 내일 더 챙겨 먹어야지'라는 가벼운 마음으로 식사를 해야 한다. 즐겁게 식사를 해야 몸과 마음의 긴장이 풀려서 음식이 더 맛있게 느껴진다. 맛있게 먹다 보면 스트레스도 줄어든다. 특히 몸이 편안한 상태에서 음식을 먹으면 소화가 잘되고 영양소가 더 효과적으로 흡수된다.

TV에 등장하는 '몸에 좋은 음식'?

종편과 케이블 방송이 등장하면서 건강 및 음식 프로그램들이 폭발적으로 늘어났다. 주로 다양한 건강 정보와 다채로운 음식들을 소개하는데, 이런 프로그램이 방송되고 나면 소개된 식재료가 동이 나고, 새로운 희귀 식재료 열풍이 불기도 한다. 내용이 흥미롭고 자극적이어야 시청률이 유지되는 방송의 특성상 특정 재료가 마치 '기적의 음식'처럼 소개되는 경우도 있다.

그러나 방송에서 소개하는 '희귀한 식재료'만 그런 영양소를 가지고 있는 것은 아니다. 예를 들어 '비타민C가 많은 식품'은 이 세상에 수십, 수백 가지나 존재하는 게 현실이다.

우리는 언제든 소박한 밥상으로도 풍부한 영양소를 섭취할 수 있다. 그러니 방송에서 소개하는 식품이나 요리를 따라 먹기보다는 매 끼니 골고루 먹는 식습관이 우리 몸을 돌보는 가장 훌륭한 방법임을 잊지 말자.

올바른 물 섭취와 씹기의 중요성

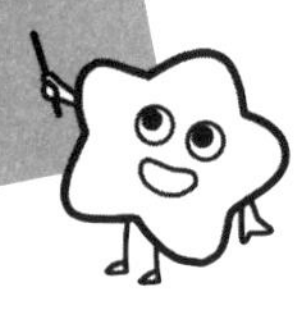

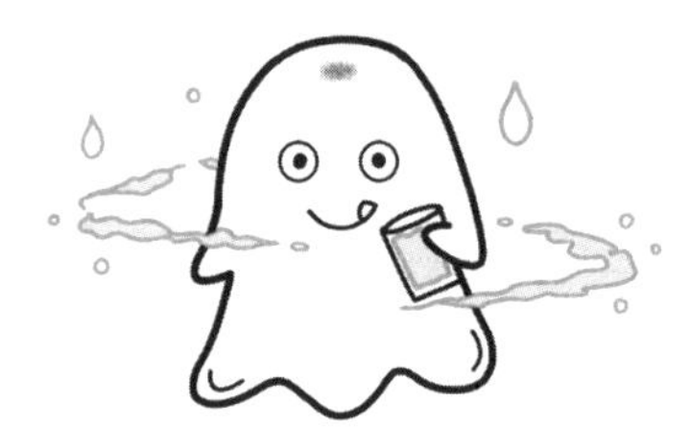

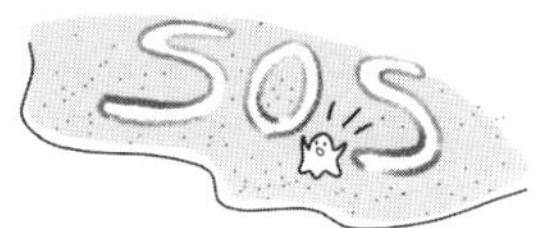

인체의 70%를 차지하는 수분은 면역력 유지와 생명 유지를 위해 꼭 필요한 성분이다.

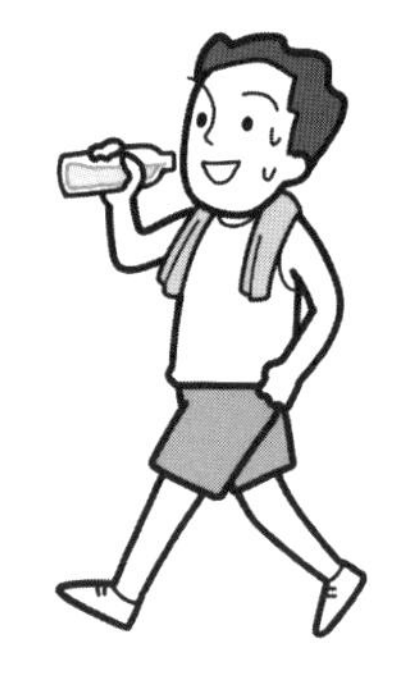

운동과 목욕 후에는 흘린 땀만큼 수분을 보충해준다.

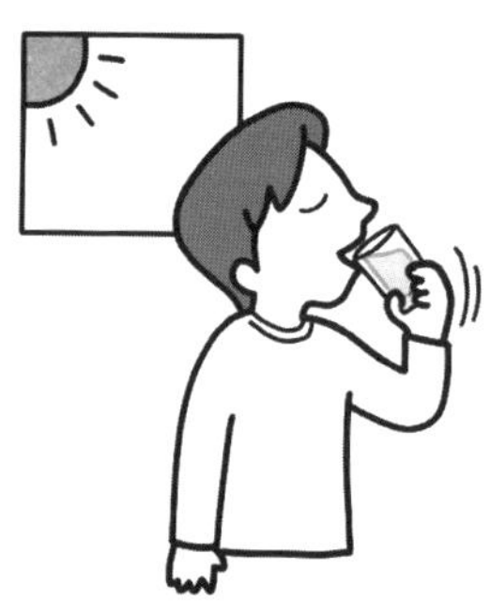

아침에 일어나 마시는 한 컵의 물은 체내에 쌓인 노폐물을 배출하고 혈액 순환과 장 운동을 촉진한다.

식사하기 30분 전에 물을 마시면 몸에 '식사 예정'이라는 신호를 보낼 수 있다.

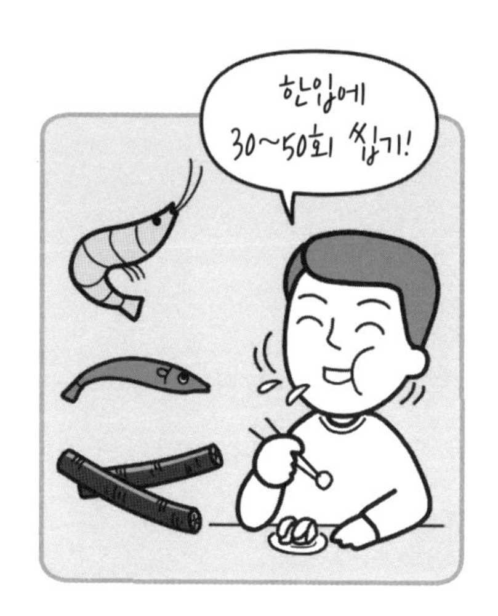

어느 정도 씹어야 삼킬 수 있는
음식을 식탁에 올려
꼭꼭 씹어 먹자.

타액에는 소화 작용을 돕고
면역력에 좋은
면역물질이 가득 들어 있다.
꼭꼭 씹어 먹으면
타액의 분비량이 늘어나
면역력 강화에 도움이 된다.

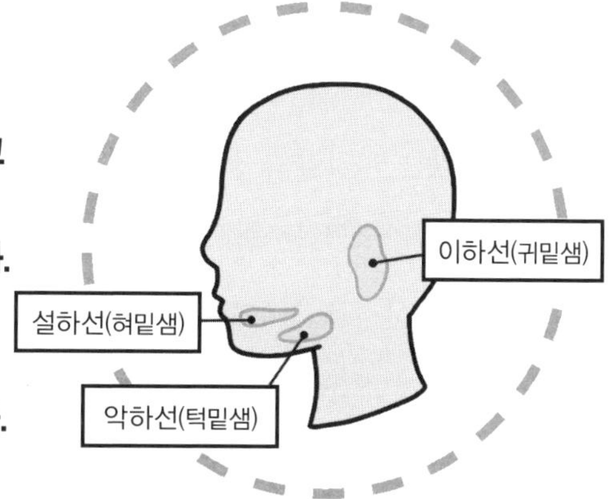

타액을 분비하는 3대 침샘은
설하선, 악하선, 이하선이다.
씹기로 교근을 움직여 침샘을 자극하자.

나이와 생활방식에 맞게 식단 조절하기

식단은 나이와 생활방식에 따라 조금씩 달라질 필요가 있다. 나이와 생활방식에 따라 어떤 활동을 얼마나 하느냐가 다르므로 그에 맞는 식재료와 식사법을 선택하는 것이 좋다.

예를 들어 현미는 면역력 강화에 이상적인 식품이지만 어린이나 청소년에게는 적절하지 않다. 특히 활동량이 많은 아이들은 오래 씹어야 하고 소화 흡수도 더딘 현미밥보다 섭취한 후 바로 에너지를 낼 수 있는 백미밥이 낫다.

채소 위주의 식사는 림프구를 늘려서 면역력 강화에 도움을 주지만 부교감신경을 활성화해서 몸에서 활력이 잘 솟지 않을 수 있다. 그래서 적극적이고 진취적으로 일해야 하는 사람이 채소 위주의 식사를 하면 활력이 떨어져 일을 추진하거나 적극적으로 활동하기가 어려워진다. 활동량이 많은 사람은 육류를 평균 필요량보다 조금 더 먹어야 활동에 무리가 없다. 육류는 짧은 시간 내에 교감신경을 활성화해 많은 에너지를 내기 때문에 의욕과 활력이 솟도록 돕는다.

영양을 고루 갖춘 식사가 몸의 면역력을 높인다고 해서 '건강식이 아니면 안 된다'는 원칙에 자신을 가둘 필요는 없다. 식사에 과민해지면 되레 스트레스를 받는다. 특히 젊을 때부터 질병을 걱정해서 이것저것 가려먹으면 다양한 맛을 즐기지 못하게 된다. 그러니 너무 가리지 말고 육류, 백미, 채소, 생선을 고루 먹는 것이 바람직하며, 상황에 따라 융통성 있게 식단을 조절하는 지혜를 발휘해야 한다. 즐겁게 식사하면 심신의 긴장도 풀리고, 음식을 더 맛있게 먹을 수 있고, 스트레스도 해소된다.

음식을 먹을 때는 감사하는 마음으로 먹는 것이 좋다. 우리 몸의 장기들이 감사의 힘을 받아 더 활발하게 움직여서 결과적으로 면역력 강화에 도움이 된다.

나이와 생활방식에 맞게 식단을 조절하자

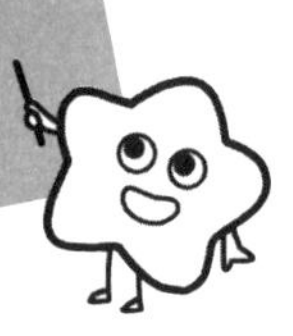

나이와 생활방식에 맞는 식단을 선택한다.

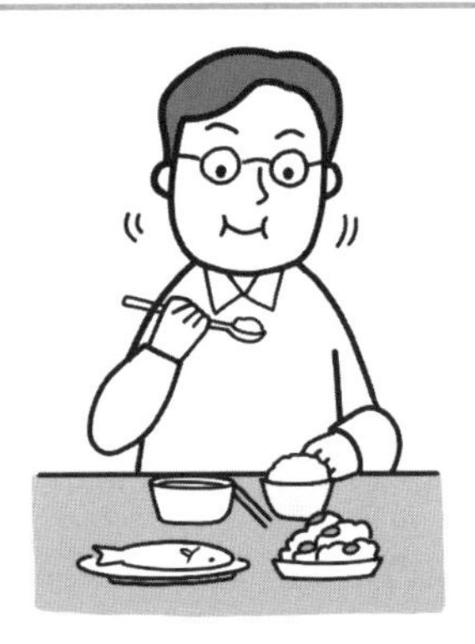

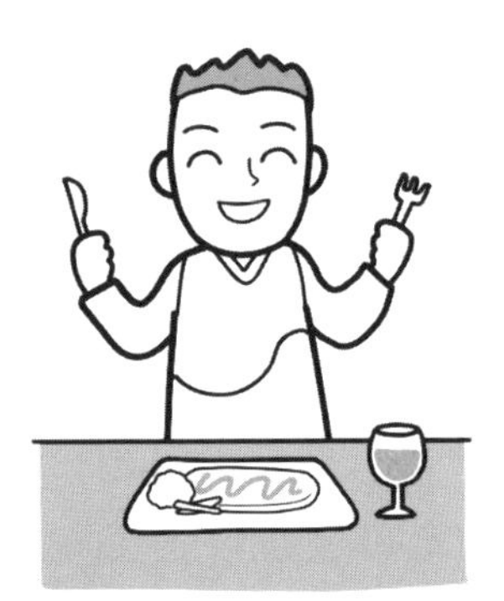

이것저것 너무 가리지 말고 즐겁게 먹는다.

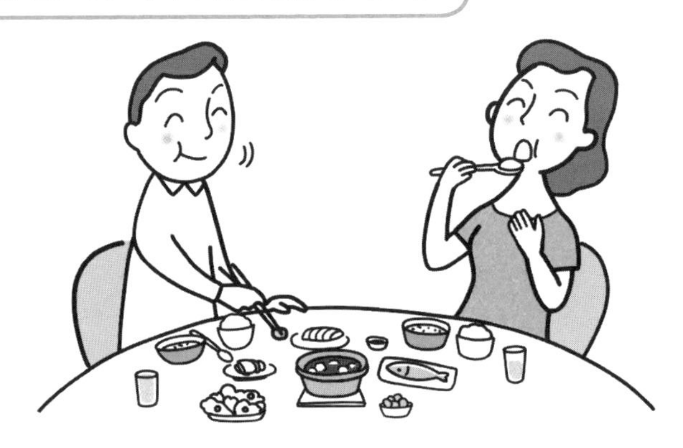

감사한 마음으로
먹으면 맛도 up!!
면역력도 up!!

면역력

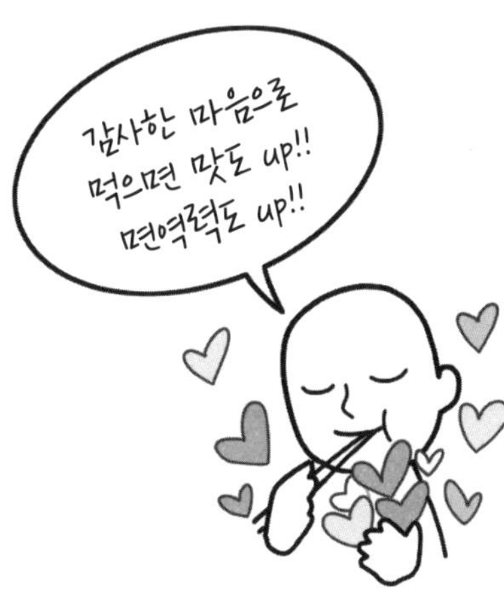

현미채식은
부교감신경을 활성화해
면역력 강화에는 도움이 되지만
활동량이 많아
활력이 필요한 사람에게는
맞지 않다.

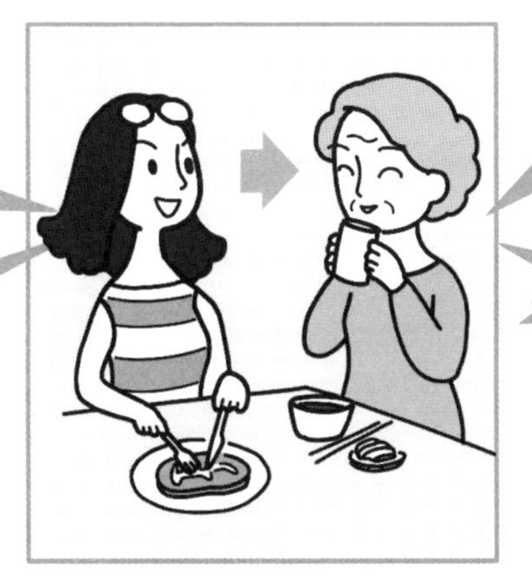

'건강식이 아니면 안 된다'는
원칙에 자신을 가둘
필요는 없다. 융통성 있게
식단을 조절하자.

적당한 운동으로 몸과 마음을 재충전하기

면역력 강화에 있어 식생활 못지않게 중요한 것이 적당한 운동이다. 격렬한 운동은 교감신경을 지나치게 자극하지만, 적당한 운동은 몸과 마음의 긴장을 풀어주어 면역력 강화에 큰 효과를 발휘한다.

운동을 꼭 해야 하느냐고 묻는 사람들이 있는데, 운동을 하지 않으면 큰 문제가 생길 수 있다. 인체가 지나치게 편하면 부교감신경이 줄곧 우위를 차지한다. 게다가 몸을 움직이지 않으면 근육도 뼈도 쇠약해지고, 운동 부족으로 인해 발열을 담당하는 근육이 약해지면 저체온이 되기 쉽다. 저체온은 면역력 저하의 원인이기도 하다.

그러니 평소 신체 활동이 적은 사람은 부교감신경의 활성화로 기분 좋은 이완감을 느낄 수 있도록 매일 몸을 움직이는 것이 좋다. 산책이나 맨손체조 또는 댄스로 몸을 자주 움직이면 몸에 온기가 돌고, 땀이 배어 나올 정도로 운동을 하면 면역력이 높아진다는 것을 기억하자.

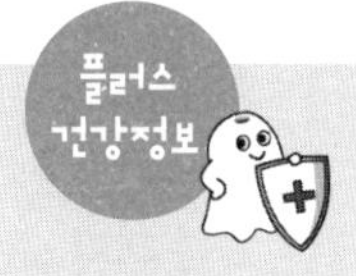

40대에는 걷기 습관을 들여야 한다

40대부터는 몸을 단련하거나 민첩성을 높이기보다 지구력을 키우는 것이 좋다. 20~30대에는 테니스나 축구 같은 격렬한 운동을 해도 체력이 괜찮지만 40대 이후에 격렬한 운동을 계속 하면 건강을 해칠 수 있다.

지구력을 키우기에 알맞은 운동으로는 걷기(산책)와 수영, 자전거 타기가 있다. 우리 몸에서 근육이 가장 발달한 부분은 다리와 등, 허리인데 걸으면 다리의 근육만 사용하는 것이 아니라 자세를 유지하기 위해 등과 배의 근육도 함께 사용한다. 이처럼 큰 근육을 사용해 걸으면 혈액 순환도 좋아진다.

평소에 전혀 운동을 하지 않는 사람이나 노인은 몸이 유연하지 못해 자칫 부상을 입을 수도 있으니 걷기 전에 간단한 체조나 스트레칭으로 준비운동을 해서 몸을 풀어주어야 한다.

면역력을 높이는 10가지 방법

01

과로하지 않는다.

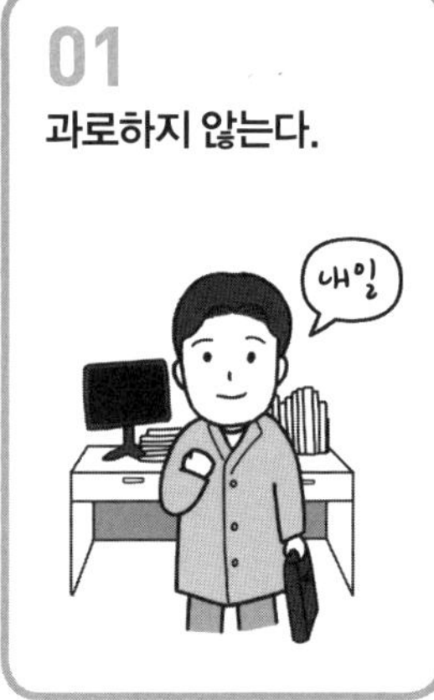

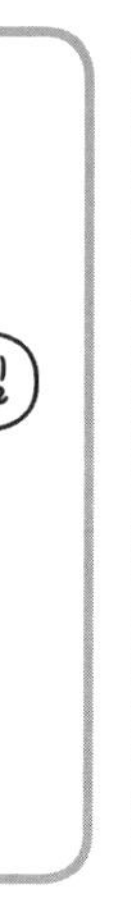

02

걱정거리가 있어도 너무 오래 고민하지 않는다.

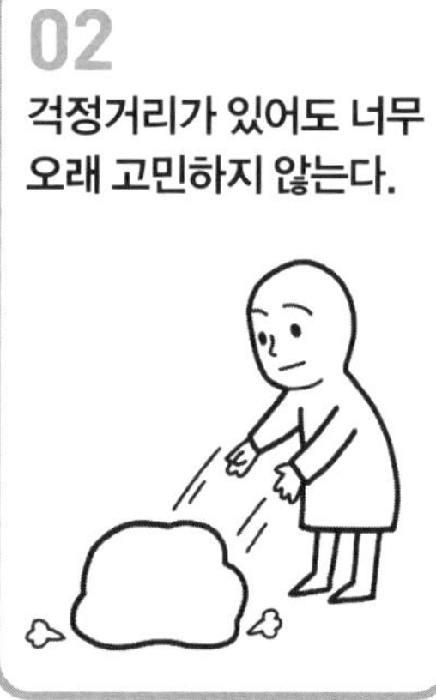

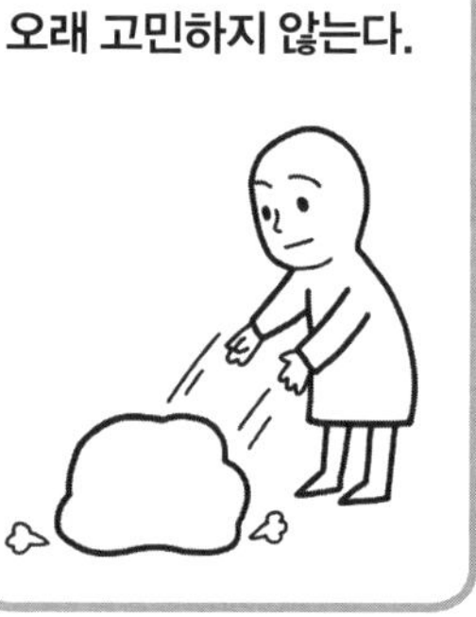

03

마음을 느긋하게 갖고 화를 내지 않는다.

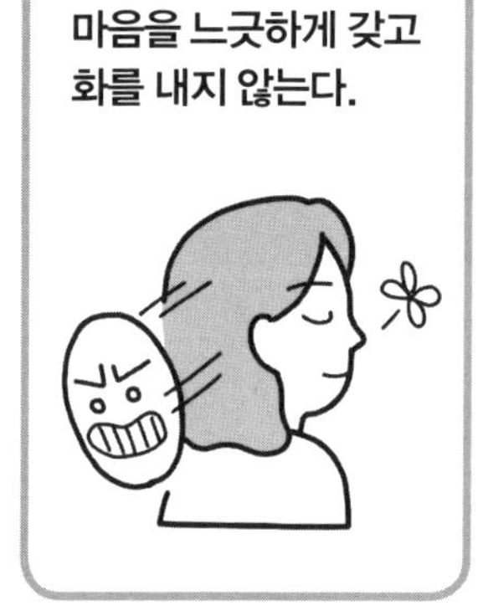

04

근육을 사용해 몸을 자주 움직인다.

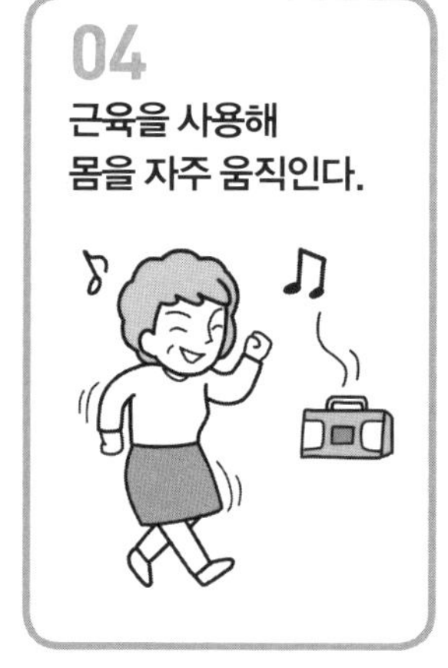

05

영양을 고루 섭취한다.

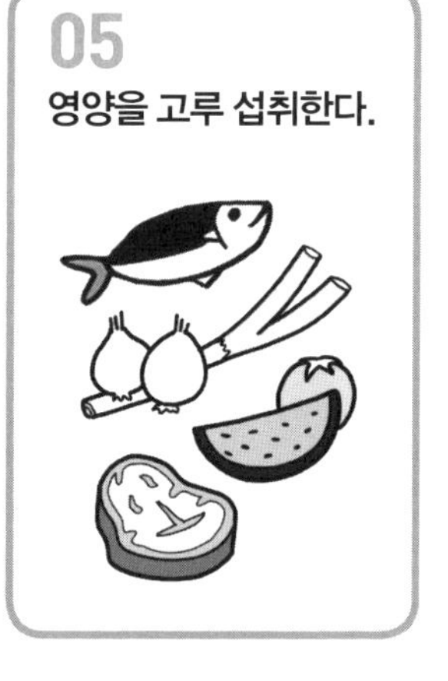

06

적정 수면 시간을
지킨다.

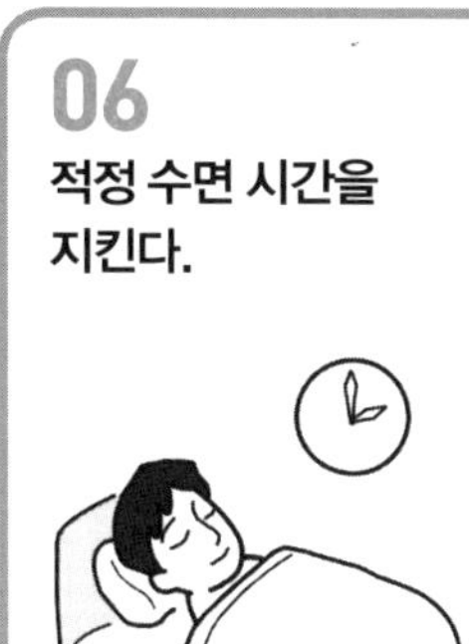

07

사람들과 원만하게
지낸다.

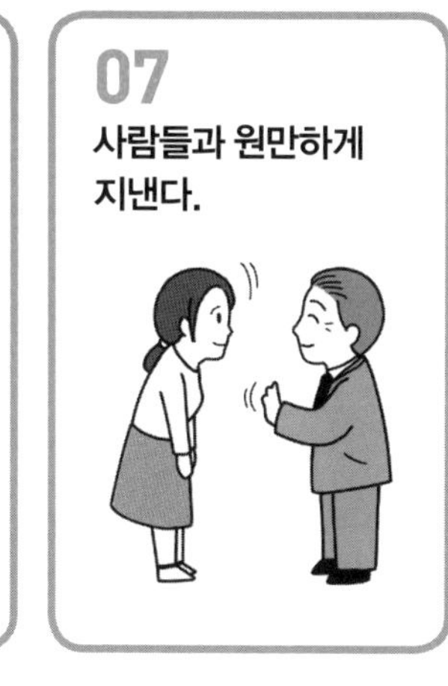

08

취미 생활을 한다.

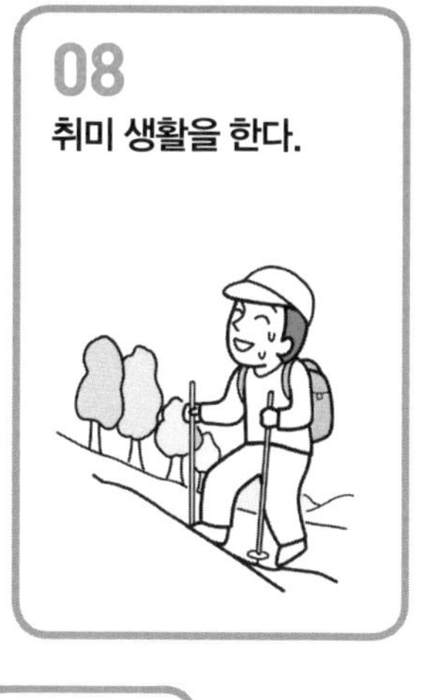

09

자주 웃는다.

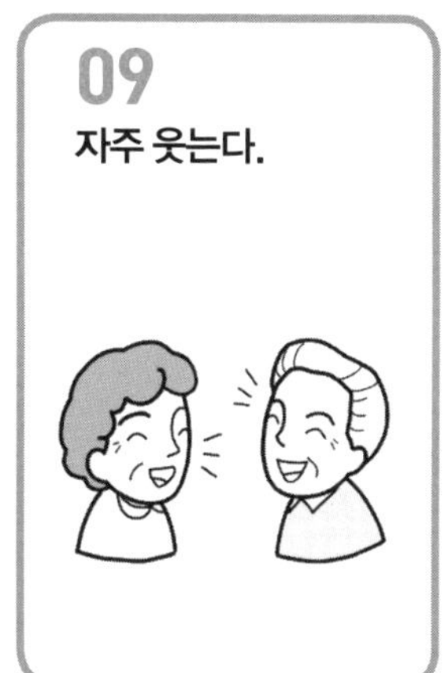

10

자연을 가까이하고
예술을 즐겨
오감을 자극한다.

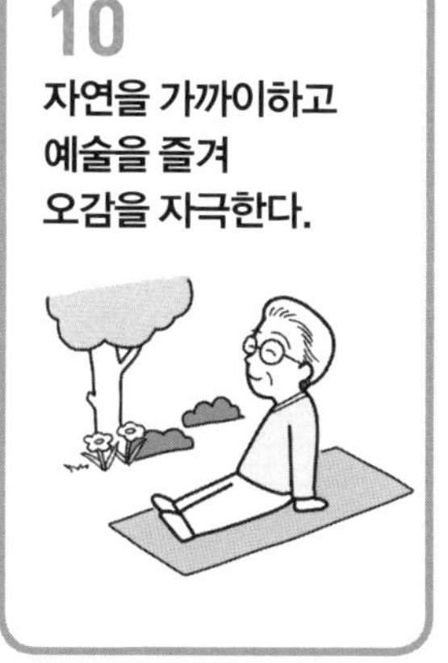

1 삼성서울병원 임상영양팀, '뚱뚱해도 면역이 약해진다고요?', 삼성서울병원, 2015년 12월 15일

2 박용환, '한두 달 소식하면 나타나는 6가지 신기한 반응', 중앙일보, 2018년 7월 30일

3 이태호, '살만 빠지면 된다? 저탄고지 부작용을 당신이 안다면…', 중앙일보, 2019년 10월 29일

4 육성연, '이 중요한 시기에 면역력 약화시키는 최악 식습관', 리얼푸드, 2020년 5월 18일

5 한기천, '혈압 높이는 소금, 알고 보니 면역력도 떨어뜨린다', 연합뉴스, 2020년 3월 26일

6 고미혜, '한국인은 왜 매운맛에 빠졌을까?', 연합뉴스, 2011년 4월 1일

7 나세웅, MBC뉴스투데이, '매운맛 건강에 좋다? 스트레스 지수 측정해봤더니…', 2016년 6월 21일

8 이보람, '매운 음식 많이 먹으면 위암 걸리기 쉽다?', 캔서앤서, 2020년 6월 12일

9 이해나, '더위에 꿀 같은 탄산음료, 의사 약사가 먹지 않는 음식 1위?', 헬스조선, 2020년 6월 17일

10 정상교, 에너지 음료 해외선 강력 규제, 우리나라는?' 중앙일보 헬스미디어, 2013년 1월 2일

11 윤장봉, '[건강칼럼] 욱해서 먹는다… 감정적 식사란?', 중앙일보, 2012년 1월 18일

12 김도균, '[라이프] 또 배고파… 가짜 배고픔 구별하면 다이어트 성공한다', SBS 뉴스, 2017년 9월 3일

13 김수진, '아이돌이 고백한 폭식증… 우울한 감정이 원인일 수도', 헬스조선, 2018년 10월 29일

14 류영창, '약을 오래 복용하면 면역력 약화', 대한전문건설신문, 2013년 3월 4일
15 이해나, '약 오래 먹으면 영양소 결핍… 약 종류별 보충해야 할 영양소', 헬스조선, 2018년 4월 20일
16 정은주, '약은 영양소 도둑?(Drug Muggers)', 엠디저널, 2017년 9월 12일
17 장두석, '병든 시대, 소금으로 건강을 지키자', 한겨레, 2015년 1월 26일
18 김병희, '소금 더 먹어도, 덜 먹어도 병', The Scinence Times, 2018년 8월 10일
19 강지명, '식이섬유, 당신에게 전혀 도움이 안 돼요', 헬스컨슈머, 2020년 6월 17일
20 AmwayOn. '면역력을 지키는 비타민 사총사', AmwayOn, 2015년 12월 11일
21 한희준, '우리 몸의 균형추; 미네랄 제대로 알기①', 헬스조선, 2017년 12월 4일
22 '몸에 좋은 미네랄, 효과적인 섭취 방법', 식약일보, 2014년 4월 9일
23 이효용, '추위도 끄떡 없다!… 체온 올려주는 음식들', KBS뉴스, 2015년 12월 15일
24 김수진, '물 충분히 마시지 않는다면 전해질 불균형 조심하세요', 헬스조선, 2019년 7월 18일
25 편집팀, '차가운 얼음으로 목 식히다 한랭 자극 받는다', '20014년, 6월 5일
26 원성렬, '매일 10분 껌 씹기, 입안 세균 제거에 효과', 스포츠동아, 2015년 4월 1일
27 전수환, '잘 씹기만 해도 면역력이 쑥', 치의신보, 2017년 2월 1일

면역력을 높이는 식생활

초판 1쇄 인쇄 2021년 1월 22일
초판 1쇄 발행 2021년 1월 29일

지은이 전나무숲 편집부
펴낸이 강효림

기획 · 정리 이남훈
편집 곽도경
디자인 채지연
일러스트 주영란
마케팅 김용우

용지 한서지업(주)
인쇄 한영문화사

펴낸곳 도서출판 전나무숲 檜林
출판등록 1994년 7월 15일 · 제10-1008호
주소 03961 서울시 마포구 방울내로 75, 2층
전화 02-322-7128
팩스 02-325-0944
홈페이지 www.firforest.co.kr
이메일 forest@firforest.co.kr

ISBN 979-11-88544-61-5(14510)
979-11-88544-58-5(세트)

※ 책값은 뒷표지에 있습니다.